매일매일 암과 멀어지는
힐링 푸드, 근력 운동

이 책의 출판권은 (주)두드림미디어에 있습니다.
저작권법에 의해 보호받는 저작물이므로 무단 전재와 복제를 금합니다.

매일매일 암과 멀어지는
힐링 푸드, 근력 운동

암과 나, 운동과 식단으로 이별하다

오유경 지음

두드림미디어

프롤로그

당신이 이 책을 들었다면, 이미 암 진단을 받았거나, 그럴 가능성이 무척 큰 상황이 아닐까 싶습니다. 지금 마음이 많이 힘드시지요. 어쭙잖은 위로를 건네고 싶지는 않습니다. 저도 암을 겪은 사람이니까요. 암의 기억은 지워지지 않는 제 인생의 흉터가 되었습니다. 진단받는 순간 세상이 하얗게 변한다는 게 무슨 뜻인지 알겠더군요. 이후 수술과 치료를 거듭하며 확실히 알게 되었습니다. 암은 불치의 병이 아니라는 것, 치료할 수 있고 수술 후에 건강하게 살아가는 사람들이 훨씬 더 많다는 것을 말입니다. 암에 걸리지 않는 게 최선이겠지만, 이미 현실이라면 건강한 인생을 살아볼 절호의 기회라고 생각하시면 어떨까요.

4년 전의 일입니다. 철컥. 철컥. 총알 장전하는 소리가 나는 커다란 주삿바늘로 조직 검사를 받을 때만 해도 '설마 무슨 이상 있겠어?' 하며 덤덤했습니다. 얼마 뒤 바로 암이라는 충격적인 진단을 받으리라고는 생각지도 못했지요. 머릿속 세계가 정지된 듯했습니다. 살면서 처음 느껴보는 두려움과 공포가 한꺼번에 몰려왔습니다. 혼란스럽던 마음을 잠재우고 나니, 하나의 단어밖에 떠오르지 않았습니다. 생존! 살아야겠다는 생각밖에 들지 않았습니다.

살고자 하는 욕구는 다른 어떤 욕구보다 앞선다는 것을 피부로 느꼈습니다. 암에서 완전히 벗어나고 싶은 열망에 바로 서점으로 달려갔습니다. 책과 인터넷을 뒤지며 정보를 찾다보니 어느새 한 달 뒤로 잡혔던 수술은 코앞으로 다가왔습니다. 막막한 한 달을 보내고 수술, 방사선치료, 입원, 퇴원을 반복하다 보니 또다시 1년이 훌쩍 지나가버리더군요.

여전히 혼란스러웠지만 중요한 목표는 정할 수 있었습니다. '암은 무조건 전이와 재발을 막아야 한다. 매일 유산소·근력 운동, 건강한 집밥으로 일상 자체를 바꿔야 한다'라는 것입니다.
엎치락뒤치락 여러 가지를 경험한 끝에 진단 직후부터 회복에 이르기까지 꼭 필요한 것이 무엇인지 알겠더군요. 저로서는 어느 정도 건강을 회복한 뒤에 알게 되었지만, 쓸모없는 경험은 아니었습니다. 저의 경험이 이제 치료를 시작하는 누군가의 삶에는 분명 도움이 될 테니까요.

수술 후 요양병원에 입원한 첫날부터 침대에 앉아, 진단 직후의 느낌부터 운동과 식생활에 대한 글을 블로그에 올리기 시작했습니다. 글마다 수십 개의 댓글이 달리고 조회 수가 1,000회를 넘고 3,000회를 넘어가는 것을 보며 정말 놀랐습니다. 세상에는 암으로 고통받고 있는 분들이 정말 많더군요. 아프고 나니 보였습니다.

작은 것 하나라도 그분들에게 도움이 되고 싶었습니다. 암 관련 공식 홈페이지, 논문, 서적, 영상에서 찾아본 내용을 바탕으로 제가 직접 경험해본 1:1 운동지도(PT), 암 환우(患友)를 위한 요리수업을 받으며 몸으로 체득한 정보를 계속해서 공유하기 시작했습니다.

국내 최고의 암 전문 요양병원에서 1년간 입원과 통원을 반복하며 전문 운동치료사, 최고의 물리치료사로부터 치료와 교육을 받았습니다. 이 경험은 운동과 암의 관계에 대해서 더욱 깊이 알 수 있는 시간이 되었고, 실제 4년 동안 그 운동을 반복하며 제 몸은 몰라보게 좋아졌습니다.

요리사는 5성급 호텔의 쉐프 출신이었고, 영양사는 궁금한 점에 대해 질문을 하면 바로 침상으로 와서 설명을 해주던 친절한 병원이었습니다. 그들에게 1:1로 물어보며 배운 레시피를 정리했습니다. 제가 직접 만들어 먹었고 몸이 회복되는 것을 느낀, 혼자만 알기 아까운, 이 레시피들은 아직 어린 저의 두 딸이 자라면서 보고 배우길 바라는 마음으로 엮었습니다.

저는 오늘도 직장인 법원으로 출근합니다. 함께 일하는 동료 중에는 제가 암 환우라는 사실을 모르는 사람이 훨씬 많고, 수술한 지 4년이 지난 시점에 제가 굳이 암 환우임을 밝힐 이유는 없었습니다. 하지만 저에게 많은 의미를 주는 일터에서 만나는 동료들의 가족, 친구가 암에 걸린 사연들을 접하며 블로그에만 올리는 것이 아니라, 출판사에 투고를 해보면 어떨까 하는 생각을 하게 되었지요.

그러던 중, 저와 같은 해(2021년)에 유방암 수술을 받은 지인이 불과 1년 6개월 만에 다른 곳으로 암이 전이되었다는 소식을 전해왔습니다. 그녀의 암은 병기가 높지 않았기에 더더욱 믿을 수 없었고, 번개로 머리를 세게 얻어맞은 기분이었습니다. 그녀와 좀 더 자주 운동과 음식에 대한 다양한 정보들을 공유했다면, 그렇게 빨리 전이되는 일은 없지 않았을까. 안타까운 마음이 들었고 뜸하게 연락했던 저를 자책했습니다

더 늦기 전에 암을 이겨내는 방법에 대해 제 나름대로 찾은 것들을 책으로 엮어, 누구라도 가까이에 두고 수시로 볼 수 있게 하고 싶은 마음에 용기를 내 출판사에 원고를 보냈습니다. 총 5곳의 출판사에서 출간제의를 해왔고, ㈜두드림미디어와 결이 잘 맞아서 이 책이 세상에 나오게 되었습니다.

건강의 본질은 순환입니다. 신진대사가 제 기능을 하고 정상적으로 순환이 이뤄지기 시작하면 몸은 자연히 회복됩니다. 이를 위해 반드시 해

야 할 것이 운동입니다. 전이와 재발 방지를 위해서 '왜' 운동을 해야 하는지 저만의 쉬운 언어로, 운동의 필요성과 방법에 대해 2장, 3장에 담았습니다.

직접 찍은 저의 운동 사진 80여 장을 실어서 쉽게 따라 하실 수 있도록 했습니다. 별것 아닌 동작들처럼 보일 수 있지만, 근육을 단련하고 몸을 회복시키는 데 있어서 가장 기본적이고 중요한 동작들입니다. 제가 만난 암 환우 운동전문가, 물리치료사, PT 트레이너 3명으로부터 배운 것 중 꼭 필요한 운동만을 모았습니다. 유튜브 영상이나 다른 책의 동작들도 제가 직접 선보인 이 책 속 동작에서 크게 벗어나지 않고, 이를 활용한 것이 많습니다. 운동 비책이라 생각하시고 따라 해주세요. 운동은 습관입니다. 수술 후 회복하겠다는 생각보다는, 바로 오늘부터 암과 멀어질 수 있는 일상을 삶의 루틴으로 만드는 것이 중요합니다.

당장 오늘부터 뭘 먹어야 할지 혼란스러우시지요? 4장은 외식을 끊고 집밥을 먹을 수밖에 없도록, 외식이 해로운 이유를 중요한 정보들과 함께 파헤쳐봤습니다. 어떤 음식이 힐링 푸드인지 이해를 돕기 위해 도표 등을 직접 만들었습니다.

5장에서는 빠르고 간단하게 만들면서도 맛을 포기하지 않는 다양한 요리법을 모두 보여드립니다. 사진이 없더라도 짤막한 설명만으로도 충분히 따라 하실 수 있으니 한번씩은 만들어보시면 좋겠습니다.

암 환우의 회복을 돕는 식단은 역설적으로 세상에서 가장 건강한 식단입니다. 4장과 5장에 나오는 레시피는 실제 100일간 요양병원에 입원해 있으면서 먹어본 음식 중에서 회복에 크게 도움이 되었던 식단 위주로 구성했습니다.

암 환우에게는 적은 양의 독성물질이라 해도 치명적일 수 있어서 늘 조심해야 하는데요, 만약 건강할 때부터 4장과 5장에 나온 식습관들을 실천한다면 확실하게 암을 예방할 수 있지 않을까요? 그런 면에서 5장에서 엄선한 항암에 도움이 되는 70가지 레시피는 세상 모든 분에게 꼭 필요한 것입니다.

특히, 암 킬링포인트(암 킬링포인트 ▶)를 표시해서 '왜 이 음식이 암의 예방과 치유에 좋은지' 제가 보고 들은 자료를 바탕으로 한 설명을 곁들였습니다.

저는 암 진단을 받고 어떤 음식을 먹어야 할지 알 수 없어서 답답했고, 시중의 레시피는 음식과 암 예방의 연관성에 대해 이야기하고 있지 않아서 '암 환우를 위한 설명이 함께 기재된 레시피'에 목이 말랐습니다. 암을 잡아주는 포인트가 적힌 레시피들이 암 환우 분들에게 도움이 되셨으면 좋겠습니다.

책을 순서대로 보시는 것도 좋지만, 우선 나에게 닥친 가장 시급한 문제를 해결하기 위해 도움을 받을 수 있는 부분부터 찾아 읽으시는 것도 추천해드립니다. 작은 것부터 하나씩 해결해나가고 책에 있는 내용 중에서 별것 아닌 것부터 따라 하시면서 일상을 바꿔보세요.

반복하는 시간을 쌓으시길 바랍니다. 암과 헤어지는 데 필요한 생각과 행동을 '반복'하는 것이 중요합니다. 반복이 쌓이면 루틴이 되고 소소하게 쌓인 작은 성공이 거듭될수록 '나도 달라질 수 있구나. 건강해질 수 있어. 이번엔 진짜 나를 믿어보자' 하는 자신에 대한 신뢰가 쌓이기 시작합니다. 하나씩 해내는 나를 보면서 나는 다른 사람이 되어갑니다. 자기의심이 자기확신으로 바뀌는 순간 삶은 자연스럽게 변화된 나를 선물처럼 가져다줍니다.

치료에 필요한 건 수술과 처방만이 아닙니다. 치료의 전 과정 동안 낙심하지 않는 긍정적인 마음이 튼튼한 기둥처럼 당신의 마음을 받쳐주고 있어야 합니다.

태어나 단 한 번도 겪어 보지 못했던 이 낯선 고통도 언젠가는 지나가는 과정 중의 하나일 뿐입니다. 암은 마지막을 알리는 선고가 아닙니다. 그동안 몸과 마음을 잘 관리하지 않았다는 신호를 보내며 '이젠 나를 좀 잘 돌봐줘'라고 메시지를 건네는 것입니다. 이 모든 과정이 지나갈 수 있도록 꾸준히 운동하고 음식으로 관리하면서 조금만 더 견뎌주세요. 암은 결국 극복되고 당신은 머지않아 건강한 일상을 회복하게 될 것입니다.

저는 암이라는 사납고, 차가운 바람이 불 때 새우처럼 등을 웅크리고 버텼습니다. 겨울이 봄꽃을 품고 있듯, 마음의 온기만은 잃지 않으려고 애를 썼습니다. 이 책은 가슴을 덥히며 버텨온 제 마음에 핀 봄꽃 같습니다. 매서운 바람이 그치고 나니, 어느 때보다 찬란한 봄이 제 앞에 펼쳐졌습니다. 부드럽고 따스한 햇볕 아래 지천으로 뿜어져 나온 개나리를 보며, 그렇게 가슴 뛰던 봄을 본 적이 없어 혼자서 울었습니다. 살랑. 봄바람이 부니, 오묘한 생명력을 발산하는 아기 초록 잎이 바람에 부들부들 흔들거렸습니다. 그 모습에 그저 탄복했습니다.

세상 이곳저곳이 온통 물기를 머금기 시작합니다. 세상 어디를 가나 꽃이 만개한 것을 보면 봄은 다름 아닌 촉촉함이란 것을 알게 되었습니다. 당신에게 온 지금의 추위가 물러가면, 이런 봄이 기다리고 있습니다. 치료 너머에는 슬픔이 아니라 한층 더 빛나는 당신의 미래가 있습니다. 다시 아이를 안아볼 수 있고, 가족과 함께 둘러앉아 저녁을 먹는 일상이 당연해집니다.

이 책 한 권으로 전이와 재발을 모두 예방할 수 있다고 말할 수는 없습니다. 직접 배워서 해본 것들, 알게 된 지식, 깨우친 지혜를 촘촘히 짜서 만든 기본을 전해드립니다. 저와 같은 아픔을 겪은 이들에게 도움이 되고자 하는 마음 하나로 책의 마지막 페이지까지 체력과 시간, 마음을 쏟아부었습니다. 제가 겪은 아픔은 빼고 오직 치유와 행복만이 당신에게 고스란히 전해지길 바라는 마음입니다.

  글을 쓰며 저는 앞으로도 책이라는 마음의 꽃을 피우며 살고 싶다는 소망이 생겼습니다. 오늘도 만 보를 걷고, 근력 운동, 스트레칭을 한 뒤 현미밥과 채소를 챙겨 먹으며 평생 책으로 누군가를 만나게 되는 날을 꿈꾸고 있습니다.

Special Thanks to

  매일 밤, 싱크대에 산더미같이 쌓아둔 냄비, 팬, 녹즙기, 믹서기를 군말 없이 설거지해준 나의 마음씨 고운 남편. 엄마가 퇴근하고 와서도 글을 쓰고, 말을 걸면 "잠깐! 말하지 마! 이거만 쓰고!" 머리카락을 쥐어뜯으며 비명을 질러대도 '글 쓰는 엄마 모습이 젤 멋있어. 응원해. 엄마' 손편지를 전해주던 사랑하는 수현이와 여경이. "너희의 존재 자체가 엄마에게는 힘이고 사랑이야." 가끔 가족을 떠올리면 가슴 한구석이 뭉클해지고 울컥한 마음이 듭니다.

  저의 암 소식에 가슴 아프셨던 분신과도 같은 부모님, "이 책을 보시면 제가 얼마나 몸 관리를 잘하고 있는지 알게 되실 거예요. 이제, 제 생각이 들 때마다 책 속의 사진을 보시면서 마음 푹 놓으세요." 책상 앞에 지쳐 있던 저에게 와서 산책을 가자며 꼬리를 흔들던 라니와 로나. "너희가 있어서 눈비 오는 날만 빼고 다 걸을 수 있었어. 너희가 없는 삶은 이제 상상할 수도 없구나."

　미숙했던 제가 또 다른 곳을 향해 '건너가는 자'로 거듭날 수 있게 도와주신 ㈜두드림미디어 한성주 대표님, 이향선·배성분 팀장님, '책과 강연' 이정훈 대표님, 김태한 대표님. 절망과 희망의 경계에서, 글쓰기를 소망하는 사람으로 다시 태어나게 해주셔서 감사드립니다.

　"책을 쓰셔야죠. 책이 언제쯤 나오나요?" 멀리 미국에서 연수 중에도 저의 글쓰기에 관심을 가져주신 조국인 부장판사님, 사람은 한 끗 차이라는 부장님의 한마디는 뭉그적거리고만 있던 저를 벌떡 일어나게 해주었습니다. 부장님 귀국하시기 전에 책을 출간하고 싶어서 부지런히 썼고 투고할 수 있었습니다. 한 발 한 발 앞으로 더 나갈 수 있는 제 꿈의 동력이 되어주셔서 고맙습니다.

　출간계약서를 검토해주시고 스몰토크로 재판부 구성원의 마음을 가깝게 묶어주신 석준협 부장판사님, 글 쓰는 내내 함께했던 재판부 이경주·배상혁 판사님, 양혜은·임조은·장서연 실무관님. 그때 받은 관심과 응원, 함께한 즐거운 시간은 이 책을 쓸 수 있는 자양분이 되어주었습니다.

　늘 제 마음 가까이 계시는 김선숙 부장판사님, 내 안의 다이아몬드를 찾기에 '우리는' 늦은 나이가 아님을 알게 해주셔서 감사합니다. 암 수술 후 법원에 복직했을 때 진심으로 위로해주시고 걱정해주셨던 정성균 과장님, 김향순 과장님. 민원 업무처리가 많은 신청과 직원들을 세심하게 신경 써주시는 김용수 과장님. 따뜻한 리더들이 계셔서 제 마음의 온기가 식지 않고, 출근하는 발걸음은 늘 가볍습니다. 하루 중 많은 시간을 함께 하며 마음을 나누고 의지하는 법원의 동료들에게 진심으로 감사하고 사랑한다는 말을 전하고 싶습니다.

서울동부지법 독서동호회 '책멍'에서 오늘도 인증하고 계신 회원님들 덕분에 1년 넘게 꾸준히 책을 읽는 루틴이 습관이 되었습니다. 지성파파 배운기 과장님을 비롯한 50여 분의 책멍러들과 함께 인증하는 시간은 행복하고 소중합니다.

암 진단 이후 끊임없이 기도해주시는 남포교회 최태준 목사님, 도곡동 샛별약국 박현주 언니, 나의 롤모델 안미배 언니, 정선이 언니와 하보연 언니, 소울메이트 정신원, 반려견 메이트 박수진, 글 메이트 이정희에게 말로 다 전하지 못했던 사랑과 감사를 이 책으로 대신하고 싶습니다. 부족한 저를 사랑으로 단단히 붙들어 매고 계신 하나님, 언제나 저의 중심을 조용히 비집고 들어오셔서 원하시는 곳으로 이끌어주시길 늘 소망합니다.

오유경

목 차

프롤로그   005

1장 | 암, 전이·재발을 막는 몸 관리
- 1-1 운동이 나의 절친이 될 때까지 핵심은 '자기주도' 운동   020
- 1-2 해독에 집중하세요   027
- 1-3 독소 배출을 위해 림프샘을 쓸어주고, 비벼주고, 만져주세요   032
- 1-4 소식하세요! 암 전이는 지방을 타고 일어납니다   035
- 1-5 낮잠 없는 7시간 이상 수면을 유지하세요   044
- 1-6 4개월 운동 후 근육이 만져집니다   049

2장 | 오늘부터 매일매일
- 2-1 셀프 치료 폼롤러, 1회 20만 원 하는 도수치료 효과   058
- 2-2 하루 2번 눈물 찔끔 나는 스트레칭   068
- 2-3 눈뜨자마자 누워서 하는 스트레칭   078
- 2-4 발은 제2의 심장! 족욕 30분, 주 1회 반신욕   087
- 2-5 스트레스 해소, 심폐기능을 위해 걷고 뛰세요   092

3장 | 전이·재발을 막는 운동
- 3-1 운동해야 암세포 증식이 억제됩니다   102
- 3-2 골반에 전이되는 것을 예방하는 운동   105
- 3-3 작은 아령으로 하는 어깨·등 근육 운동   108
- 3-4 하루 단 5분! 스쿼트 하체 운동   114
- 3-5 10분 만에 하는 순환 운동으로 체력 키우기   120
- 3-6 집에서 할 수 있는 기구 운동   127
- 3-7 운동계획표 짜는 법   131

4장 | 암을 이기는 식습관

- 4-1 왜! 외부 음식을 끊고, 집밥을 먹어야 할까요? — 138
- 4-2 요리는 익히고 간하는 것, 빠르고 간단하게 요리하세요 — 143
- 4-3 맛있고 영양도 풍부한 집밥 키워드 양념, 설탕, 간장, 육수, 허브 다루기 — 147
- 4-4 킬링 푸드를 버리고 힐링 푸드로 채우세요 — 158
- 4-5 내 손으로 정성껏 만든 물, 하루 2리터 마시는 법 — 165
- 4-6 5가지 잡곡으로 지은 밥을 드세요 — 170
- 4-7 단, 탄, 지 얼마나 먹어야 하나요? — 174
- 4-8 하얀색 빵은 피하고 통곡물을 드세요 — 181
- 4-9 커피는 하루 1잔만, 녹차잎·홍차잎을 우려 드세요 — 186

5장 | 일반인도 미리 챙겨 먹으면 좋은, 암을 이기는 레시피

- 5-1 MZ도 두부, 된장, 나또 매일 먹는 방법 — 194
- 5-2 토마토! 만능 연예인 슈퍼푸드 — 208
- 5-3 가지가 좋습니다. 다양하게 드세요 — 213
- 5-4 항암 성분이 풍부한 버섯, 이틀에 한 번은 드세요 — 220
- 5-5 고기, 해산물요리를 3분 컷으로 만드는 레드·블랙 만능 소스 — 225
- 5-6 맛잘러의 소고기, 닭고기, 오리고기 요리 — 228
- 5-7 휘리릭 만드는 해산물, 생선 요리 — 237
- 5-8 다양한 샐러드, 채소 겉절이 즐겨 먹기 — 244
- 5-9 해독 스무디, 녹즙 즐겨 찾기 — 252
- 5-10 장과 뇌에 좋은 요거트, 집에서 만들어 드세요 — 258
- 5-11 손쉽고 다양하게 만드는 오믈렛 — 261
- 5-12 데일리 반찬 — 265
- 5-13 맛있게! 빠르게! 한 그릇 음식 — 275
- 5-14 김치, 라면만큼 쉬워요! 계량만 따라 하면 성공! — 282

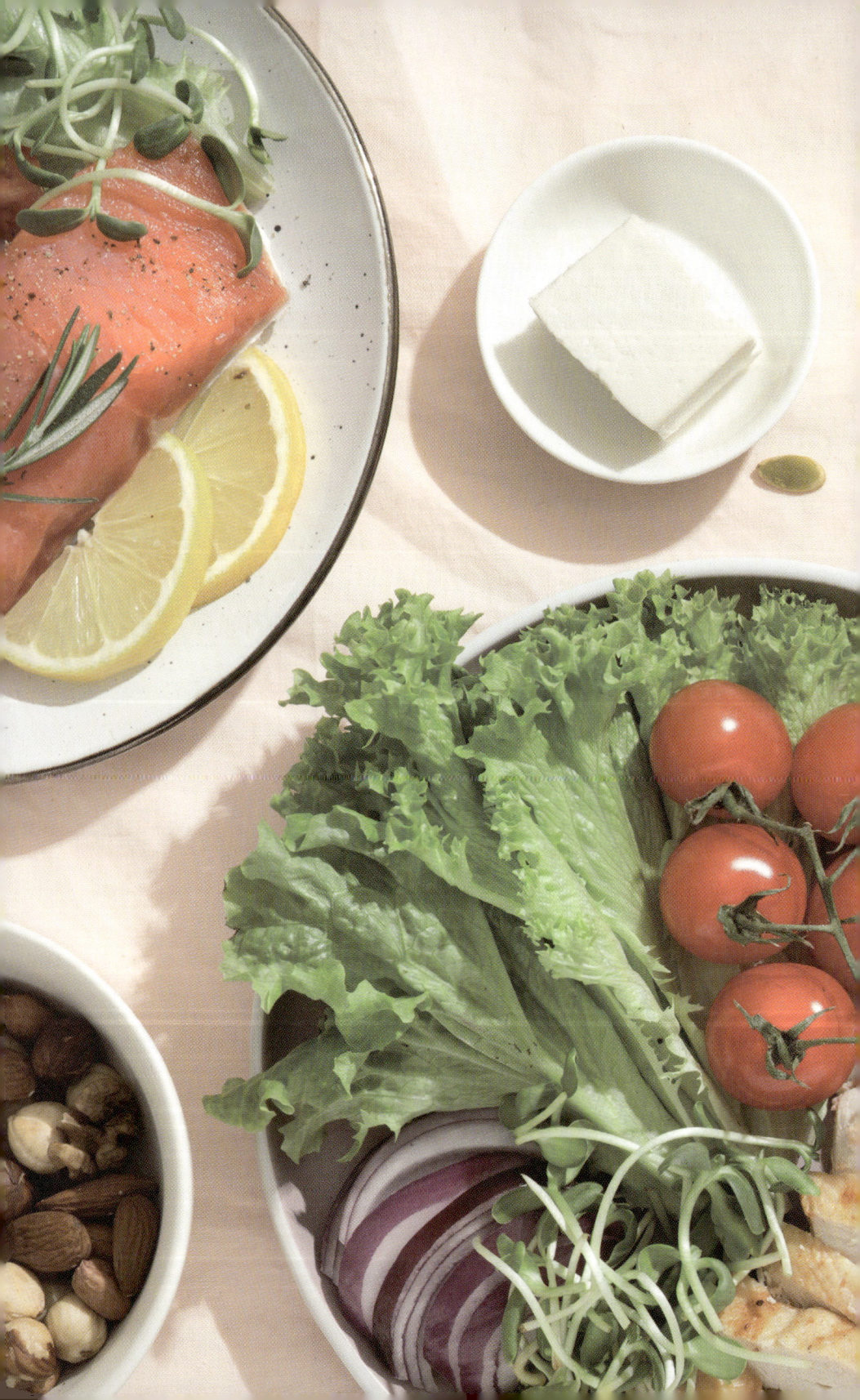

1장

암, 전이·재발을 막는 몸 관리

1-1

운동이 나의 절친이 될 때까지 핵심은 '자기주도' 운동

　수술 후 운동을 시작했을 때 저의 상태는 심각했습니다. 온도를 70°로 뜨겁게 맞춘 통에 들어가 누우면 목덜미에 땀이 줄줄 흘러 환자복이 흠뻑 젖어도, 신기하게 양쪽 가슴 부분에서는 땀이 한 방울도 나지 않습니다. 거울을 보면 상의 중 양쪽 가슴 부분만 환자복이 보송보송한 옅은 옥색이고, 나머지 부분은 모두 땀으로 얼룩진 짙은 파란색이었습니다. 메마른 사막과 같은 제 가슴 위로 낙타 한 마리가 걸어가도 이상한 일이 아닐 것 같은 낯선 경험. 유방암 수술과 32번의 방사선치료는 멀쩡했던 저의 모습을 그렇게 바꾸어놓았습니다.

　방사선치료로 근육이 섬유화되고 모공이 닫혔다고 했습니다. 처음 알게 된 사실은 암세포를 도려내는 외과적인 수술을 받게 되면 수술로 잘려나간 림프샘 주변은 혈액 순환이 잘 안 된다는 것이었습니다.

순환이 안 되니 가슴과 겨드랑이 근육이 당기기 시작했고, 자다가도 깨어서 울 정도의 통증이 무엇인지 알게 해준 수술 후유증을 겪으며 아○병원 집도의를 만났습니다. 재활센터에서 물리치료를 받고, 요양병원에서 도수치료를 받으며 이런 고통이 어디에서 온 것인지 어렴풋이 알게 되었지요. 결국 새로운 몸으로 다시 태어나는 방법은 몸 안의 에너지를 움직이게 하는 **'그 흔한 운동'**을 하는 것이었습니다.

30대, 40대를 지나며 넘치는 건강정보 속에 다양한 운동에 도전은 해봤지만 두세 달을 넘기기 힘들었습니다. 모든 운동을 시작할 때마다 반드시 이걸 해야겠다는 간절함과 진정성이 부족했기에 가까워지기가 힘들었습니다. 흔히 '매몰비용'이라고 말하는 돈을 들이면 아까워서라도 운동하겠지 하는 생각으로 헬스장 '연간' 회원권을 3번이나 끊어봤지만, 역시나 마음이 없는 억지스러운 관계는 오래가기 힘들었습니다. 그동안 헬스장 기부금으로 적지 않은 돈을 매몰시키고 말았습니다.

그러다 저에게 닥친 엄혹한 현실, 암 수술 후 세 가지 고통스러운 후유증을 겪으며 운동이라는 친구에게 관심이 가기 시작했습니다. 이 친구랑 평생 잘 사귀어야 그토록 바라는, 재발이나 전이 없이 건강하게 오래 살 텐데…. 너무 늦은 건 아닌지 마음 한구석에 의심도 올라왔습니다. 하지만 더는 밀고 당기기를 할 수 있는 처지도 아니다 보니 그 친구가 누구인지 속속들이 알아내 친해져야겠단 생각이 간절해졌습니다.

'사막 같은 내 양쪽 가슴에 다시 땀이 흐르는 걸 보기 위해, 운동을 절친으로 만들겠다'라고 결심한 순간부터 저는 완전히 다른 사람이 되었습니다. 지금도 아침에 눈 뜨는 순간부터 침대에 누워 자동으로 발목돌리기를 하다가, 한 발씩 들어올려 발가락 끝으로 1부터 10까지 숫자를 쓰고 일어납니다. 책의 2장, 3장에 나오는 모든 동작을 하루 중 반드시 한 번 이상은 하고, 잠들기 전에 폼롤러로 몸을 풀고 잡니다. 습관을 들이니 집에서 하는 운동은 이제 자연스러운 일과가 되었습니다.

어쨌든 수술 이후에는 제 몸에 반드시 필요한 산소와 근육을 위해 운동을 나의 가장 친한 친구로 삼아야 했습니다. '이제, 운동을 안 했다가는 죽겠구나' 마음속 깊은 곳에서 최대한 몸을 움직여야 한다는 압박감이 생겼고, 진심으로 운동과 베스트프렌드가 되고 싶다는 열망이 가득해졌습니다. 강력한 바람은 혼자서라도 대문을 박차고 나가게 도와주었습니다. 처음에는 매일 1시간 이상 혼자 걸었습니다. 운동 앱을 켜고, 이어폰을 꽂고, 손목에는 워치를 차고 심박수와 거리를 기록했습니다.

PT를 받고, 책과 영상을 찾아보며 운동에도 단계가 있다는 것을 알게 되었습니다. 오늘만 만나고 말 친구가 아니기에 내일 다시 만나고 싶은 마음이 들도록 신중하게 만남을 이어갔습니다. 다이어트에 열을 올리던 시절, 살을 빼야겠다는 단순한 목표만을 가지고 조급한 마음으로 운동에 접근하던 모습과는 달랐습니다. 우선 운동신경을 열고, 체력을 서서히 높이는 전략으로 운동을 가까이했습니다.

　유산소 운동으로 몸을 깨우기 위해 조금 빠른 걷기로 2시간을 걸었습니다. 유유자적하며 걷는 것이 아니라 온종일 간절히 만나고 싶었던 친구를 만난 듯이 '드디어 유산소 운동을 할 시간이 왔다!' 하는 반가운 마음으로 운동화를 챙겨 신고 나갔습니다. 두 팔을 한쪽씩 크게 돌리며 '이건 바람개비운동이야, 이건 물레방아운동'이라고 운동이라는 친구에게 이름도 붙여주며 적극적으로 걸었습니다.

　추운 날에는 실내 자전거를 30분 이상 타면서 친구를 만났습니다. 암환우를 위한 전문 PT 트레이너를 만난 이후로는 근력 운동의 매력에 빠졌습니다. 이 책 3장에 나온 다양한 운동으로 시작해서 지금은 유튜브 검색으로 매일 30분씩 유산소 운동을 합니다.
　읽어보니 정말 별거 아니라는 생각이 드시지요? 맞습니다. 정말 쉽게 느껴집니다. 하지만 이 쉬운 것을 3개월씩 계획을 세워, 매일 지키고, 1년을 완주하는 사람은 거의 없습니다. 저는 쉬운 것을 매일 해내는 사람이 되고 싶었고, 제 마음을 알았는지 운동이라는 친구는 서서히 늘어나는 근육을 보여주며 저와 가까워지고 있다는 것을 알려주었습니다.

　살기 위해 매일 아파트 계단 11층을 걸어서 오르니 그 친구의 얼굴이 더욱 또렷해지기 시작했습니다. 계단 오르기는 스스로 결심하지 않으면,

그 누구도 해내지 못합니다. 자기주도의 결정판이지요. 처음에는 5층까지만 올라도 숨이 턱에 찼지만, 한 달 정도 지나니 쉬지 않고 단숨에 10층에 도착할 수 있었습니다. 엉덩이 근육과 허벅지 뒷근육(햄스트링)이 심하게 당기는 날에는 뜨거운 물을 받아 반신욕을 했습니다.

'운동이란 친구는 먼 곳에 있는 특별하고 대단한 존재가 아니라, 아무 생각 없이 숨을 쉬듯 그냥 내 곁에 있는 존재'라는 생각이 들던 7월 어느 아침, 한강을 따라 걷고 집으로 오는 길에 가슴에서 땀이 흐르는 것이 느껴졌습니다.

무더위에 민소매를 입고 뛰었는데, 2년 동안 팔과 다리에서만 흐르던 땀이 가슴과 겨드랑이에서 만져져서 순간 깜짝 놀라고 말았습니다. 보통 사람들에게는 너무나 당연한 일이었을 텐데, 겨드랑이와 가슴에서 흐르는 땀 몇 방울을 만지며 황홀해하는 표정을 짓는 저를 지나가는 누가 봤다면 얼마나 웃었을까요.

하지만 3년 만에 드디어 가슴에서 땀이 나기 시작하는 걸 처음 본 저는 이제 정상인이라는 어떤 합격증을 받은 것처럼 황홀했습니다. 자신이 사실은 세상을 구할 마법을 가진 마법사인지도 몰랐던 '해리 포터'가 마법 본능을 깨달은 것처럼 온몸에서 알 수 없는 마법의 지팡이가 터트리고 다니는 에너지가 느껴졌습니다.

'와! 나도 되는구나. 운동으로 내 몸을 바꿀 수 있었어. 이렇게 운동하면 100살까지도 문제 없겠어.' 7월 땡볕에도 고민 없이 한강을 걸으러 나온 자신을 칭찬해주었습니다. 저에 대한 의심, 수술부위에서는 땀이 나지 않아 생겼던 자괴감도 어느새 사라지고, 운동을 하면 바뀔 수 있다는 자기확신이 들었습니다.

돈을 들고 가서 헬스장 등록만 하면 운동과 친구가 될 줄 알았던 이전과 달리, 운동이란 친구가 어떤 속성을 가지고 있는지 깊이 알게 되면서 사랑하게 되고, 어떤 어려움 속에서도 오랫동안 함께 했더니 이제 누구도 갈라놓을 수 없는 절친이 되어 저에게 건강과 삶에 대한 확신을 안겨주고 있습니다.

귀가 떨어져 나갈 것처럼 춥던 영하의 날씨에도 퇴근한 후 한밤중에 운동을 나갔습니다. 옷을 껴입고 모자를 쓰고 장갑을 끼고 씩씩하게 칼바람을 맞으러 나갔습니다. 그렇게 살아본 적이 없어서, 한 걸음 한 걸음을 옮길 때마다 마스크에 가려진 입은 언제나 배실배실 웃고 있었습니다. 진정한 나를 찾아가는 것 같았고, 삶을 사랑하게 되었습니다.

몸뿐만이 아닙니다. 마음의 건강을 위해서도 운동만한 친구가 없습니다. 누가 저에게 마음 수양을 위해 독서와 운동 중 어느 것이 더 효과적인지 묻는다면 '고민 한 조각 한 조각을 머릿속에서 지울 수 있는' 운동의 손을 들어주겠습니다.

저에게 운동이란 무거웠던 머릿속을 자연스럽게 비워낼 수 있는 절호의 틈새 시간입니다. 우리 뇌는 운동에 집중할 때 다른 생각을 하지 않습니다. 몸을 움직이고 운동에 집중하면 마음 속 생각의 찌꺼기가 공기 중으로 모두 흩어져버리고 사라지는 느낌을 받습니다. 온갖 잡생각들이 일거에 사라지는 상쾌함, 책을 사랑하는 저도 책으로는 결코 느낄 수 없는 개운함이 있습니다. 운동이 이처럼 마음을 맑게 정화시켜주는 이유는 바로 엔돌핀 같은, 돈을 주고도 살 수 없는 좋은 호르몬 때문입니다.

'돈이 주도하는 운동이 아닌 내가 주도하는 운동'만이 삶의 끝날까지 나와 함께할 수 있습니다. 내가 선택한 평생의 친구, 자기주도 운동은 마음을 안정시키기 위해서 필요할 뿐만 아니라 암의 전이와 재발을 막기 위해서 반드시 가까이 해야 할 존재입니다. 하루 중 운동할 수 있는 시간을 단 10분씩이라도 억지로 잘라내서, 걷고, 계단을 오르고, 아령을 들고 스트레칭을 해보세요. 운동을 마친 나에게 마음속으로 말하세요.

'정말 잘했어. 내일 또 하는 거야!'

1-2

해독에 집중하세요

아프기 전에는 사람의 몸에 매일 독이 쌓일 수 있다는 것을 몰랐습니다. 그래서 해독을 해야 한다는 말 자체가 생소했지만, 지금은 매 순간 하루 1분 1초 '해독'을 의식하며 살고 있습니다.

4년간 공부해보니 여러 가지 병이 생겨나고, 살면서 정말 피하고 싶은 암에 걸리는 가장 큰 이유는 몸에 염증과 노폐물, 독성물질들이 쌓여가기 때문이었습니다.

그렇다면 우리 몸에서 독소가 쌓이는 곳은 어디일까요? 바로, 혈관입니다. 독소가 쌓이면 혈관이 좁아지고 좁아진 혈관을 통해서는 영양분이 충분히 전달되지 못해 애써 먹은 좋은 영양소가 내 몸에 흡수되지 못합니다.

그렇게 되면 우리 몸은 스스로를 치유하는 능력을 잃게 되고 세포를 재생하고 수리하는 해독 기능도 떨어지게 됩니다. 그게 뭐가 문제냐고요? 내 몸을 지키는 세포(암세포를 죽이는 킬러세포)가 힘을 잃게 되면 '이때다' 하고 뭉쳐 있던 염증 물질, 돌연변이 세포가 정상세포를 공격합니다. 이 돌연변이 세포가 수를 늘리면 암세포가 되는 것이고요.

다행히 우리 몸에는 독을 빼내고 자정작용을 하는 해독기관들이 있습니다. 이들이 맡은 각자의 기능이 좋아지면 활성산소와 발암물질이 나에게 어떤 해도 끼치지 못하고 몸 밖으로 배출됩니다. 즉, 해독력이 뛰어나면 면역력이 높아지는 것이지요.

암이란 면역력이 낮아져서 생기는 것이고, 피가 탁해지고 혈관이 좁아지면 면역력이 낮아지는 것이니, 결국 면역력 관리는 피와 혈관의 관리 아닐까요? 좋습니다! 혈관의 중요성을 알았으니 그런 이제 우리 몸에서 독소를 배출하는 기관이 어디인지 알아보겠습니다. 특히 그 부분을 신경 써서 관리해 혈관과 피가 깨끗해질 수 있도록 저의 경험을 바탕으로 한 해독의 예시를 보여드리겠습니다.

우리 몸의 해독 기관은 크게 6곳으로 간, 대장, 폐, 신장, 피부 그리고 림프샘입니다. 흔히 피곤하다고 느껴지면 '[간이 안 좋은 건가?' 먼저 의심을 해볼 정도로 간은 대표적인 해독기관입니다. 우리가 섭취하는 먹거리에 포함된 해로운 화학성분, 독성물질, 알코올을 걸러주고 있으니 정말 중요한 기관이지요. 간 기능이 떨어지면 몸에 쌓인 기름을 분해하는 것도 점점 어려워집니다. 간이 안 좋으면 살이 찌는 경우를 종종 보셨을 겁니다.

간의 해독을 위해서는 '4-4'를 참고하셔서 킬링 푸드를 차단하고 힐링 푸드를 드시는 것은 기본이고, 4장과 5장에 구체적으로 예를 든 해독에 도움이 되는 '몸에 좋은 물과 해독스무디'를 주기적으로 드시기 바랍니다.

[대장]은 몸에 쌓인 찌꺼기, 가스, 독소를 눈에 보이게 확실히 배출하는 기관이지요. 장에 있는 미생물이 독소를 분해하는 것에서부터 해독은 시작됩니다. 장건강을 위해서는 장에 유익한 균이 많이 들어있는 유산균, 요거트를 먹는 것이 필수입니다. 특히, 최근에는 장에서 나온 좋은 호르몬이 뇌에도 긍정적인 영향을 미친다는 연구보고서가 많습니다.

요거트를 먹고 운동한 다음 날 아침은 몸, 특히 장에서 보내는 신호가 다릅니다. 1시간을 걷고 난 다음 날은 아침에 눈 뜨자마자 자연스럽게 화장실을 가게 됩니다. 이렇게 해독을 확실히 하고 나면 장이 편해지고 면역력이 높아져 그날의 기분도 좋아집니다. 뇌와 장이 직접 연결되어 있다는 여러 주장을 몸으로 실감하게 됩니다.

4장과 5장에서는 장에 좋은 식재료를 모아 장에 좋은 레시피를 곁들였습니다. 5장에서는 집에서 직접 요거트를 만드는 방법을 소개하고 있으니 도전해보시기 바랍니다.

[신장]은 피에 있는 찌꺼기를 걸러서, 지나치게 많은 나트륨이나 독소를 소변으로 배출시킵니다. 우리 몸, 특히 림프에 쌓인 화학물질이나 독소를 배출시켜 혈액 순환이 잘 되게 하려면 '좋은 물'을 마셔야 합니다. 좋은 물은 칼슘과 미네랄이 골고루 들어간 기능성 물을 말합니다.

신장의 해독을 위해서 저는 '4-5'에서 소개한 몇 가지 재료를 넣고 직접 끓인 미네랄이 풍부한 물을 마시고 있습니다. 손쉽게 마실 수 있는 커피는 1잔 이하로 줄이고, 내 몸을 생각하면서 정성껏 끓인, 보약 같은 물을 마시려 노력합니다.

좋지 않은 공기나 가스가 몸에 들어올 경우 이를 깨끗한 공기로 바꿔 뇌에 공급하는 것은 [폐]입니다. 유산소 운동을 하고, 맑은 공기를 찾아다니면 폐도 해독이 되어 건강해집니다. 의자에 가만히 앉아 있을 때에도 숫자 1부터 4까지 하나, 둘, 셋, 넷 동안 숨을 들이마셔 보세요. 다시 넷을 세는 동안 숨을 내뱉습니다. 이렇게 심호흡을 한다면 폐건강은 물론 마음도 차분히 가라앉힐 수 있어서 심리적인 안정감도 챙길 수 있습니다. 폐와 마음의 건강을 위해 공기가 좋은 곳을 자주 찾아다니고, 네 박자 호흡을 습관화해보세요.

대장, 신장이 대변, 소변을 배출하며 해독기능을 하듯 [피부]도 땀을 통해 노폐물을 내보내면서 해독을 하고 있습니다. 신장에서 노폐물을 걸러 소변으로 배출하는 것과 비슷하게, 놀랍게도 우리의 피부 혈관 밑에는 바로 그 신장 주머니가 연결되어 있습니다. 수술 후 3년간 저의 가슴에서 땀이 흐르지 않았던 것은 피부 밑 신장 주머니들이 강력한 방사선에 의해 모두 초토화되었기 때문입니다.

요즘은 어디를 가나 에어컨 시설이 잘되어 있어서 더운 여름에도 땀을 흘릴 일이 별로 없습니다. 그래서 더욱더 운동으로 땀을 흘리거나, 사우나 또는 찜질방을 찾아가 의식적으로 땀을 빼주려 해야 합니다. 장수 국가인 핀란드는 땀으로 노폐물을 배출하는 건식·습식 사우나가 잘 발달되어 있고, 요즘 다양한 시설에서 핀란드식 사우나를 운영하고 있으니 찾아가보시면 좋겠습니다. 저는 사우나, 찜질방과 함께 '2-4'에서 구체적으로 이야기하는 반신욕으로 주로 땀을 빼고, 족욕을 하면서 발바닥까지 땀구멍을 열어주고 있습니다.

마지막 해독기관은 [림프샘]입니다. 림프샘은 쉽게 말해 우리 몸에 쌓인 독소를 배출시키는 중요한 기관입니다. 우리 몸 어디에 있을까요? 저도 아프고 나서야 목, 쇄골(목 아래 양옆으로 있는 빗장뼈), 겨드랑이, 사타구니(고관절), 발목에 주로 있다는 것을 알았습니다.

큰돈 들이지 않고, 나를 위해 서비스한다고 생각하시고, 매일 림프샘 마사지를 따라 하시면서 면역력을 끌어올리시기 바랍니다. 원활한 해독을 위해서 '림프샘은 어떻게 마사지하고, 독소 배출을 위한 스트레칭법과 운동은 어떤 것인지' 바로 다음 페이지에서 자세히 설명해드리겠습니다.

1-3

독소 배출을 위해
림프샘을 쓸어주고,
비벼주고, 만져주세요

림프샘은 심장처럼 내가 뭔가를 하지 않아도 자동으로 펌프질이 이루어져서 순환되는 기관이 아닙니다. 심장처럼 알아서 뛰게 내버려두면 안 되고 림프샘은 림프샘대로 마사지를 해줘야 독소가 배출됩니다. 우리가 매일 마사지를 해줘야 하는 이유가 바로 여기에 있습니다.

림프샘 마사지 방법

지금까지 어디에 있는지도 모르고, 마사지해준 적도 없는 자신의 림프샘. 이제부터 열심히 만져주고 마사지해주세요. 어렵지 않습니다.

림프샘은 약한 기관이라서 손을 따뜻하게 해서, 비벼주기만 해도 충분히 마사지가 됩니다. 언제하면 좋을까요? 아침에 일어나서부터 부드럽게 내 몸에 인사를 건네세요.

[목, 쇄골, 겨드랑이, 고관절, 무릎 뒤, 발목]을 아침에 일어나서 손으로 쓸어주고, 만져주세요.

1. 귀 뒤에서 목 아래로 여러 번 쓰다듬어주세요.
2. 왼손으로 오른쪽 쇄골을, 반대쪽도 같이 만져주세요.
3. 옆구리에서 겨드랑이 쪽으로, 손을 아래에서 위로 쓸어 올려주세요. 겨드랑이에서 손바닥을 밖으로 뻗어내서 배출시키듯이 손바닥을 털어냅니다.
4. 허리 뒤쪽 팬티 선을 문질러주세요. 양쪽 사타구니를 손날로 살살 쓰다듬으세요.
5. 무릎 뒤, 종아리 위에 접히는 부분도 살살 만져주세요.
6. 복숭아뼈 뒤도 문질러주세요.
7. 특히, 오래 앉아서 일하는 분들은 발목을 자주, 습관적으로 조물조물 만져주고, 손가락을 모두 붙여서 손날로 발목을 톡톡톡 쳐주세요. 하지정맥류나 부종을 예방하는 데 좋습니다.

매일 샤워를 할 때마다 림프샘의 위치를 의식하며, 향이 좋은 거품으로 구석구석, 목부터 발목까지 쓸어주고! 만져주고! 비벼주세요! 림프샘에 쌓인 노폐물들을 풀어주면, 전신 마사지를 받고 나온 것처럼 온몸이 개운하고 상쾌해집니다.

마트나 화장품점에서 파는 '알로에베라 99% 젤'을 손바닥에 짠 뒤 원하는 림프샘 부위에 비벼주세요. 훨씬 부드럽게 마사지할 수 있습니다. 가성비 좋은 아로마오일을 사서 직접 몸에 바르거나 알로에 젤에 섞어서 좋은 향을 들이마시며 마사지를 하면 기분이 한결 좋아집니다. 이게 바로 아로마테라피지요.

아로마 중에서 라벤더와 페퍼민트는 호불호가 적은 보편적인 향입니다. 심리적인 상태에 따라 각자에게 맞는 다양한 향이 있습니다. 직접 나에게 맞는 향을 찾아서 집에서 즐기는 아로마테라피 시간을 꼭 가져보시기 바랍니다.

1-4

소식하세요! 암 전이는 지방을 타고 일어납니다

수술 후 아○병원에서 준 환자 가이드를 넘기다가 '잘못 봤나?' 싶어서 다시 앞 장으로 넘어가 유심히 본 그림이 있었습니다. 바로, 수술 후 환우가 먹어야 하는 한 끼 식사의 양이었는데요, 방사선치료를 위해 한 달간 요양병원에 입원했을 때, 같은 병실을 쓰던 환우가 보여준 삼○의료원 환자 가이드에도 거의 똑같은 그림이 있었습니다.

⊙ **아침**
[밥 ⅔, 계란국, 애호박나물(8조각), 멸치볶음, 김치]

⊙ **점심**
[밥 ⅔, 된장국, 불고기 조금, 콩나물무침, 오이소박이]

⊙ 저녁
[밥 ⅔, 갈치구이, 양배추샐러드, 꽈리고추볶음, 배추김치]

⊙ 간식
[귤 반쪽, 토마토 3조각, 생과일주스 한 잔]

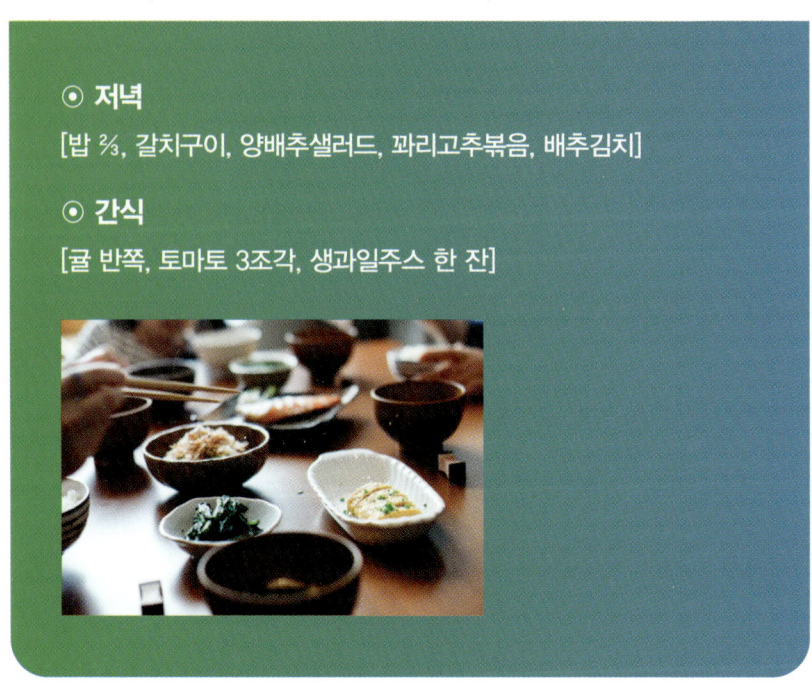

 이후 많은 자료를 찾아봐도 실제 우리가 먹어야 하는 양은 '겨우' 이 정도입니다. 한 끼 먹는 양은 적어보이지만 한눈에 훑어보면 몇 시간 뒤면 곧 점심을 먹고, 저녁을 먹게 되는 것이니 전체적으로 보면 적은 양도 아니라는 생각이 들었습니다.

 저도 처음에는 세 끼를 모두 잘 차려 먹는 것이 치료에 도움이 되는 줄 알고 아침부터 색깔별 과일에 탄수화물, 단백질을 든든히 챙겨 먹었습니다. 점심, 저녁도 건강한 단백질인 생선이나 기름기 적은 고기를 빠짐없이 포함시켜 많이 먹었습니다. 하지만 어찌된 일인지 건강해지는 느낌이 들지 않고, 속이 계속 거북하고 부대꼈습니다. 운동을 하고 와도 에너지가 차오르지 않았습니다.

생각을 바꿔서 앞의 메뉴처럼 적게 먹어봤습니다. 밥을 먹기 전, 눈으로 식사량을 미리 정합니다. 밥을 적게 뜨고, 반찬도 눈으로 정한 만큼 적게 먹기 시작했습니다. 영양분이 부족해서 몸이 힘들면 어쩌나 하는 처음의 걱정과 달리 몸이 한결 가볍고, 속이 편했습니다. 몸이 힘들어하지 않으니 머리도 개운해지면서, 운동하러 나가고 싶은 마음이 부쩍 커졌습니다. 소식해야 건강해진다는 것을 몸으로 체험하며 확신했습니다.

암 환우는 왜 특히나 더 소식에 신경을 써야 할까요? 당과 지방 때문입니다. 돌연변이 세포는 당과 지방에서 나오는 물질을 먹고 힘을 얻은 뒤 찌꺼기를 배출합니다. 이 찌꺼기들이 쌓이고 곪으면 염증이 되고, 이 염증이 온몸에 퍼지면 만성염증이 되지요. 그러면 당뇨, 심장병, 암에 걸릴 위험이 높아집니다. 당, 지방에서 시작된 이야기는 각종 현대인의 질병으로 끝이 납니다.

암세포들은 또 다시 지방세포를 먹이 삼아 지방을 타고 번집니다. 결국, 살이 찌도록 내버려두는 것은 원치 않는 암세포를 키우는 일입니다.

무조건 지방을 빼야 합니다. 우리 뇌는 게으르게 살고 싶어 하는 본능이 있어서 스스로 각성하지 못합니다. 지방이 얼마나 무서운 것인지 뇌에 계속 반복해서 이야기해야 합니다. 앞으로도 지방을 줄이지 않으면 전이 될 수도 있다고 계속해서 뇌에 각인시켜야 합니다. 동시에 내 몸을 어떻게 해서라도 문밖으로 끌고나가 걸어야 합니다.

그렇다면 우리 몸에서 지방이 가장 많이 축적된 곳이 어디일까요? 네, 맞습니다. 바로 배입니다. 그래서 뱃살을 빼기 위한 방법을 고민하며 많은 자료를 찾아보고 제가 도달한 결론은 '적게 먹어야 한다'입니다. 비싼 돈을 들여 그 어떤 운동을 하더라도 먹는 음식의 양을 줄이지 않으면 뱃살은 절대로 빠지지 않습니다.

'탄수화물만 적게 먹으면 되는 거 아닌가요?' 반문하실 수 있지만, 전체적으로 먹는 양을 줄여야 우리의 위 크기가 줄어들고, 조금만 먹어도 포만감을 쉽게 느낄 수 있습니다. 뇌에서 분비히는 식욕 호르몬이 줄어들게 됩니다. 우리는 뇌의 지배를 받아 배고픔을 느낍니다. 그러니 위의 크기를 리모델링한다고 생각하시고, 전체적인 섭취량 자체를 줄여주세요.

공복에 마구 들어가는 음식은 나를 대식가로 만들어버립니다. 내가 먹는 양을 조절하지 않고, 허기가 느껴질 때마다 식욕을 채우려고 뭔가를 먹는다면 운동의 효과도 물거품이 됩니다. 운동보다 중요한 것이 적게 먹는 것입니다. 먹는 것에서 무분별해지면, 운동으로 얻은 소득은 마이너스가 됩니다. 나의 땀, 귀한 시간, 비싼 돈을 들여 300칼로리를 운동으로 소모한 뒤에 운동해서 힘들다고 500칼로리를 먹어버리면 운동의 효과는 사라집니다.

지금 뱃살이 있고, 과체중이라면 뱃살을 반드시 빼야 하는데, 그 성공과 실패를 좌우하는 것이 바로 하루에 먹는 음식의 양입니다. 제가 만난 헬스클럽의 PT 트레이너들이 한결같이 다이어트는 80%가 먹는 것을 조절하는 과정이라고 말하는 이유도 같습니다. 그들이 강조하듯, 뱃살을 빼고 싶다면, 지방을 없애고 싶다면, 전이나 재발을 막고 싶다면, 어떤 운동을 할지 고민하기에 앞서 무조건 소식부터 실천해야 합니다.

소식은 암 환우만이 아닌 모든 현대인에게 꼭 필요한 습관입니다. 입으로 들어가는 음식 섭취량은 70~80년대에 비할 바가 아니게 많아졌는데, 몸은 그 시절보다 덜 움직입니다. 걸어다니거나 운동하는 시간보다 가만히 앉아서 책이나 영상물을 즐기는 시간이 많아졌습니다.

이런 현대인들은 우선 몸으로 들어오는 음식량 자체를 줄이는 것부터가 시급합니다. 요즘은 잘 먹고 잘사는 기준이 '많이 먹는 것이 아니라 좋은 음식을 적게 먹는 것'이 된 시대입니다.
하지만 현실에서 당장 한 끼라도 먹는 양을 절반으로 줄이게 되면 우리의 뇌는 어떻게 반응할까요? 위기의식을 느껴 몸에 거짓 정보들을 흘려보냅니다. 음식을 먹고 싶다고, 이걸로는 턱없이 부족하다고 아우성을 치도록 만듭니다. 머리가 아픈 것도 같고, 힘이 '없는 것처럼' 느껴지게도 만듭니다. 그때, "뇌가 주는 거짓 정보야" 알아차리는 능력이 필요합니다. "내가 먹은 양은 충분해. 몇 시간 뒤면 또 다른 끼니가 널 기다리고 있다고. 그만 먹어도 돼!" 뇌에 알려주세요.

뭔가 먹고 싶을 때 '지금 먹고 싶은 그 음식. 입이 원하는 것인지, 몸이 원하는 것인지' 생각해보세요. 저의 경우 대부분 배는 이미 충분히 부른 상태인데도 스트레스를 핑계로, 또는 달달한 걸 먹고 만족했던 뇌가 당 폭발을 원해, 입이 원하는 것을 찾는 경우가 대부분이었습니다. 늘 후회가 밀려옵니다.

많이 먹고, 열심히 운동해서 살을 빼보겠다고 하지만 살 빼는 데 운동이 차지하는 지분은 20%밖에 되지 않았습니다. 운동만으로는 이미 효과가 없는 전략이라서 80%의 지분을 가진 음식에 대한 통제력을 키우는 것이 가장 중요합니다.

특별히 운동하지 않아도 내 몸에 근육이 많아, 가만히 있어도 소모되는 에너지가 많다면 몰라도, 근력 운동과 유산소 운동을 매일 한 시간씩 하지 않는 현대인들의 근육량은 그렇게 많지 않습니다. 저만하더라도 온몸이 활동량이 적은 '지방성 체중'이기 때문에 살을 빼기 위한 1순위 처방은 무분별하게 많이 먹는 걸 자제하는 것입니다. 근력·유산소 운동은 그다음입니다.

소식은 인슐린 저항성을 낮추기 위해서도 꼭 필요합니다. 인슐린 저항성을 낮추려면 음식을 먹을 때 갑자기 혈당이 오르는 것을 막아야 합니다. 갑작스럽게 많이 먹어서 당이 확 오르면 몸의 인슐린 저항성이 높아지니까요.

탄수화물과 당이 포함된 음식을 많이 먹게 되면 인슐린 저항성이 높아지게 되고 세포는 인슐린 분비에 둔해집니다. 이것은 쉽게 말하면 세포가 망가져가는 것입니다. 세포는 점차 에너지를 잃게 되고, 먹어도 포만감을 느끼지 못하게 됩니다. 계속해서 배가 고프다는 생각이 들고 악순환은 반복됩니다.

당이 오르는 것을 막기 위해 가장 손쉽게 할 수 있는 것은 채소를 먼저 먹고 밥을 먹는 것입니다. 쉽지 않지만, 자꾸 되뇌면서 채소를 먼저 집어 먹다 보면, 어느 순간 나도 모르게 그 순서를 정확히 지키며 먹고 있다는 것을 알게 됩니다. 내 몸이 소중하다는 인식이 강해지면, 맵고 짠 음식들도 멀리하게 되고, 전이나 튀김 같은 기름진 음식을 먹고 싶은 생각도 사라지듯 식생활은 나의 노력으로 충분히 개선될 수 있는 부분입니다.

과일에는 당 성분이 많으니 혈당 조절을 위해 과일을 탄수화물이라고 생각하고 먹는 양을 계산하세요. 식사를 다 마치고 과일을 먹을 때는 식후 1시간이나 2시간 후, 혈액 내의 당이 정상적으로 내려간 상태에서 먹는 것이 좋습니다. 식후 혈당이 높은 상태에서 과일을 먹는 것은 당뇨 증상을 유발할 수 있습니다. 그러니 가능하면 과일은 후식으로 먹지 말고, 입맛 없는 아침에 탄수화물을 조금 채우고 살짝 달달한 맛으로 기분을 전환할 정도로만 조금만 드세요. 탄수화물 섭취량에 대한 자세한 내용은 '4-7'에 있습니다.

최근에 나온 비만과 다이어트, 콜레스테롤에 관한 전문가들의 조언을 보면, 소식보다 중요한 것은 몸에 체지방이 쌓이지 않도록 시스템을 바꾸는 것이라고 합니다. 핵심은 12시간 공복을 유지하는 것이지만, 밥 3숟가락 정도 소량의 탄수화물이라도 아침에 반드시 먹어야 뇌의 기능이 나빠지지 않는다고 믿는 저는 소량의 탄수화물은 꼭 챙겨 먹습니다.

하지만 몸이 체지방을 과하게 저장하려는 시도를 나의 뇌가 알아차리고 나의 시스템을 바꿔야 하는 것은 제가 생각하는 소식의 기본적인 원리와 맞닿아 있었습니다. 몸무게, 먹는 칼로리의 양과 같은 숫자에 집착하지 마시고, 소식을 실천하며 지방을 줄여가시기 바랍니다.

소식을 하기 위한 방법

1. 매끼 식사는 소량으로 잘 챙겨 먹되, 하루에 몇 칼로리 하는 식으로 계산하지는 않더라도 밥은 반 공기, 간식은 귤 반쪽, 토마토 4조각, 생과일주스 1잔처럼 기준을 가지고 제한하면서 지나치게 많은 탄수화물 섭취를 조심해야 합니다.

2. 젓가락을 움직이기 전에 이 음식이 당이 높은 음식인지 늘 판단하고 당이 높거나 달콤한 음식은 가능하면 먹지 않는 것이 좋습니다. 탄수화물을 먹기 전에 늘 야채부터 먹습니다.

3. 식욕을 다스려야 합니다. 잠들기 4시간 전부터는 음식을 먹지 않습니다. 12시에 잠들 경우, 저녁 식사를 8시에 마쳤다면 양치한 후 아무것도 먹지 않습니다. 8시 이후 뭔가 먹고 싶은 마음이 생길 때는 물을 마시거나 껌을 씹습니다. 다음 음식이 들어오기 전에 우리 몸이 모든 음식을 소화시킬 수 있는 시간을 충분히 줘야 합니다. 지방이 몸에 저장되지 않도록 말이지요.

1-5

낮잠 없는 7시간 이상 수면을 유지하세요

암 진단을 받고 어떻게 해서라도 더 건강해지려고 몸부림쳤습니다. 잠이 보약이라는 말에 조금의 피곤함만 느껴져도 늘어지게 자고 일어났습니다. 푹 자고 나니 온몸이 개운해지는 것이 최상의 컨디션을 찍은 기분입니다. 하지만 꿀 같았던 낮잠은 밤의 고통을 동반합니다. 밤 12시가 넘고, 새벽 1시가 되어도 잠이 오지 않습니다. 잠자리에 누워 엎치락뒤치락, 별별 걱정이 다 들어 자다 깨기를 반복합니다. 퀭하게 눈뜬 아침은 피곤으로 범벅이 되었습니다.

낮잠을 푹 잤더니 오히려 밤 수면의 질이 떨어졌습니다. 그럼 하루 24시간 중 도대체 언제쯤, 몇 시간을 자야 하는 걸까요? 예전 같으면 고민할 거리도 아니었던 수면 시간과 방법을 찾는 것에 점점 집착하기 시작했습니다. 진단 이후는 모든 것이 조심스러웠고, 뭐든지 검증된 것들을 바탕으로 정확하게 알아서 그대로 지키고 싶었습니다.

암 환자 가이드 책부터 미라클 모닝(새벽 기상)에 관한 책까지 다양하게 찾아 읽어봤습니다. 하루 5시간만 자고도 끄떡없다는 나폴레옹 수면 법을 지키고 있는 사람들의 카페에 들어가 한 달간 새벽 기상 인증을 해보기도 했습니다. 강제적으로 아침 6시에 일어나서 줌을 켜고 각자 조용히 글을 쓴 뒤, 7시에 줌을 마감하는 글쓰기 모임에도 참석해보며 하루 중 몇 시간을 자는 것이 가장 적절한지 답을 찾기 위해 애썼습니다.

결론적으로 제가 얻은 답은 '7시간'입니다. 새벽 기상으로 자기계발에 몰두하는 트렌드를 따라 새벽에 억지로 일어난 날은 온종일 머릿속이 흐리멍덩하고 졸렸습니다. 반면에 7~8시간을 충분히 자고 일어난 날은 하루가 반짝반짝 빛나는 느낌이 들고 좋은 기분이 온종일 이어졌습니다. 단, 전제가 있었습니다. 낮에 낮잠을 자지 않는 것. 휴직했을 당시는 에너지의 소모도 적은 시기라서, 머리를 침대헤드에 기대 쉬기만 해도 푹 잔 듯 개운해 새벽에 깨는 경우가 많았습니다. 그때는 '낮에 눈 감고 기대 쉬지 않고 밤에 7시간 자는 것'이 목표였습니다.

또 하나 확실히 깨닫게 된 것은 가능하면 밤 10시, 늦어도 11시에는 잠자리에 들어야 한다는 것입니다. 우리 몸은 스스로 회복하는 능력이 있다고 말씀드렸는데요, 이런 수리·재생 호르몬은 밤 10시부터 새벽 2

시 사이에 쏟아지듯 흘러나와 우리 몸 구석구석을 샤워시켜주고 있습니다. 이 시간에 잠을 안 자고 버티고 있으면 그날 쌓인 노폐물은 걸러지지 못하고, 찌꺼기가 몸에 쌓여 악순환이 시작됩니다. 해독에 실패하는 것이지요.

해독이 되어야 배출이 원활해지고, 면역력도 높아지는데 그 기회를 놓친다면 점점 더 건강과 멀어질 수밖에 없습니다. 반대로, 꾸준히 이 시간을 지켜서 늦어도 밤 11시에는 잠이 든다면 점진적으로 컨디션이 좋아지다가, 어느 날 몸이 놀랍도록 가벼워지는 경험을 하실 수 있습니다. 가능하면 늦어도 11시에는 주무세요.

자수성가한 백만장자들의 행동 법칙 몇 가지를 소개하는 롭 무어(Rob Moore)의 《결단》은 잠에 대한 저의 고민에 마침표를 찍게 해준 책입니다. 이 책은 자기계발에 관한 책이니 목차를 훑어보며 저는 당연히 저자가 '새벽 기상'을 기본으로 깔고 이야기할 줄 알았습니다. 하지만 뜻밖에도 롭 무어는 '새벽 기상은 온종일 숙취에 시달리는 것 같은 기분을 느끼게 한다'고 솔직하게 말하고 있었습니다. 자신에게 딱 맞는 적정 수면 시간은 모든 인류가 다르니 실험적으로 다양한 시간대에 잠들고 일어나보라고 했습니다. 그가 찾은 자신만의 최적의 수면시간은 밤 9시 30분에 잠들어서 오전 5시 30분에 일어나는 8시간 수면이었습니다.

때마침 《결단》을 다 읽었을 때, 제가 수술받았던 아○병원에 예약해놓았던 수면 프로그램 상담 순서가 돌아왔습니다. 수면 클리닉 전문가인 그가 내린 결론은 다음과 같았습니다. '활동하는 낮 동안에는 낮잠을 자지 말고, 총 7시간을 자는 것이 건강에 가장 좋다. 11시에 잠자리에 들고 6시에 일어나는 것을 추천한다.' 제가 내린 결론과 정확히 일치하는 조언을 듣고 모든 것이 명쾌해졌습니다. 더 찾아볼 것도 없었지만, 이후 암에 관련된 책을 읽다가 일본 작가가 쓴 책 중 한 꼭지의 제목을 보고 더 이상 고민할 필요가 없어졌습니다. '하루 7시간 자지 않으면 유방암에 걸린다'라는 강렬한 제목이자 깔끔한 결론이었습니다.

잠을 충분히 자야 하는 중요한 이유가 있습니다. 자는 시간은 '뇌를 비롯한 모든 장기가 하루 동안 쌓인 피로를 푸는 시간'입니다. 수면을 취하는 동안 다양한 호르몬이 분비되면서 몸이 회복되는 동시에 '감정' 또한 순화됩니다. 잠을 제대로 자지 못한 다음 날은 자신도 모르게 신경이 조금은 예민해지는 느낌이 드는데요, 이런 감정은 잠을 충분히 자지 않았을 경우 뇌에 쌓이는 노폐물(심하게 말하면 쓰레기)과 관련이 깊습니다.

잠을 충분히 자면 뇌에 쌓인 노폐물(이베타아밀로이드), 즉 치매를 일으키는 물질을 해독하는 과정도 진행됩니다. 낮 동안 뇌에 노폐물이 쌓인다는 사실도 놀랍지만, 잠을 통해 이런 물질을 뇌의 바깥으로 배출시킬 수 있다는 것은 잠이 주는 희망 같기도 합니다. 꾸준히, 충분히 잠을 잘 자는 것만으로도 뇌가 건강해지고 노후에 닥칠지 모르는 치매를 미리 막을 수 있다니 저는 뇌 비타민을 먹지 않고 잘 자는 것을 하루의 중요한 목표로 삼겠습니다.

잠을 자지 않고 밤늦도록 깨어 있으면 어떤 부작용이 생길까요? 올빼미족이 되면 깊은 밤에 음식을 먹고 싶은 욕망이 폭발하기 쉽습니다. '주인님이 잠을 안 자다니! 몸이 뭔가 위험에 처할 수도 있겠어!' 뇌가 명령하고 식욕을 폭발시키는 호르몬이 다량으로 나옵니다. 음식에 대한 자제력에 고삐가 풀려버립니다. 나도 모르게 어느새 배달음식 앱을 열어 치킨을 주문합니다. 한밤에 도착한 치킨은 수면 부족으로 인한, 나의 식욕 폭발 호르몬이 주문한 것입니다.

이렇듯 늦은 시간까지 깨어 있으면 기름진 음식을 먹고 싶은 충동이 생기고, 결국 살이 찔 확률도 높아집니다.

아침에 눈을 뜰 때 눈꺼풀이 무겁게 올라가지 않고 '내 몸에 딱 맞는 시간' 동안 개운하게 잤다는 느낌이 드시나요? 게다가 낮에 졸음이 쏟아지지도 않는다면, 면역력을 높여주고 암은 물론 치매까지 예방해주는 내 잠의 골든 타임을 찾으신 거라 생각됩니다.

1-6

4개월 운동 후 근육이 만져집니다

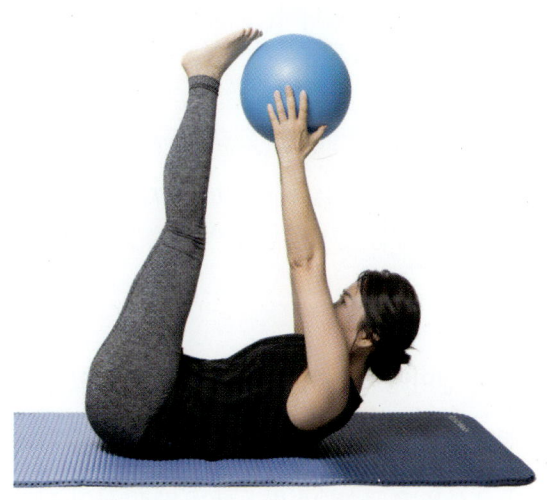

사진 모델 : 저자 오유경, 출처 : 저자 제공(이하 동일)

'1-4'에서 암세포의 식량이 되고 전이의 통로가 되는 것이 지방이라고 말씀드렸는데요. 특히 지방이 많은 곳은 배, 팔 뒷부분, 허벅지입니다. 그중에서도 가장 지방이 많은 부분은 복부로 우리 몸의 구조상 배는 움직임이 가장 적은 부위라서 지방이 잘 생기고 한번 생기기 시작하면 증식도 잘되는 곳이기 때문입니다.

운동으로 덜어내지 않으면 배에 쌓인 지방은 쉽게 사라지지 않습니다. 몸 전체의 체지방량을 줄이고 싶다면 우선 뱃살을 줄이는 것을 그 기준으로 삼아야 합니다. 뱃살을 줄이려고 애쓰다 보면 다른 부위의 지방은 의외로 쉽게 줄어들게 되니 우선은 뱃살을 빼는 데 주력해주세요.

사진은 [토우(발가락) 크런치(윗몸 일으키기)]입니다.

▶ 원래 손가락 끝이 발가락에 가서 닿아야 하지만 초보자는 필라테스 볼로 발가락을 터치합니다. 맨손보다는 볼을 사용하는 것이 덜 지겹습니다. 볼에서 서서히 맨손으로 넘어가주세요.

앞서 말씀드린 대로, 지방을 걷어낸 자리는 근육으로 채워야 합니다. 근육은 지방보다 최대 50배나 많은 에너지를 가져다 씁니다. 그래서 몸에 근육이 어느 정도 있다면 음식을 조금 더 먹었다 한들 바로 살이 찌지 않습니다. 모두가 간절히 원하는 바로 '그 몸'이지요.

근육 운동은 하루 1시간 정도 꾸준히 해주세요. 운동을 겨우 두 달 하고 몸에 변화가 없다고 포기하지 마세요. 근육의 바탕이 되는 근신경은 모소대나무의 뿌리처럼 서서히 발달하기 때문에 근신경이 발달했는지 쉽게 알아차리지 못합니다. 근육은 2~3개월 운동했다고 나오는 것이 아닙니다. 단단한 근육이 내 몸에 붙을 때까지는 4개월 이상 포기하지 마시고 꾸준히 운동해야 합니다.

한두 달 운동하고 포기하는 것은 몇 달을 기다려도 싹이 올라오지 않는다고 모소대나무 밭을 헐값에 팔아넘기는 농부와 다름없습니다. 모소대나무는 4년 동안은 거의 자라지 않다가 5년째부터 폭발적으로 자라서 한 달 동안 키가 인간의 10배인 15미터 이상 자라는 대나무입니다. 모소대나무의 뿌리가 땅 아래로 충분히 자랐기 때문에 폭풍 성장을 할 수 있었던 것인데요, 근육도 이렇게 4개월 동안 근신경이 발달하고 난 다음에 생겨나기 시작합니다. 성급한 판단, 속단은 미루세요.

코어 힘이 튼튼해야 한다

근육 중에서도 특히 우리 몸의 중심을 잡아주는 근육을 코어라고 하는데요. [배, 엉덩이, 골반, 등부위] 근육을 말합니다. 코어가 튼튼해야 몸이 중심을 똑바로 잡고 설 수 있고, 코어가 약하면 허리디스크나 비만이 쉽게 찾아옵니다.

수술받고 처음 의사를 만난 날 조금만 걸어도 너무 피곤하다는 하소연을 늘어놓자, 의사는 '그럴수록 걷고, 하루도 빠짐없이 운동하라'라고 조언해주었습니다. 집도의 말처럼, 몸을 사리지 않고 매일 움직이자 오히려 피곤함이 사라지고 회복이 빨라졌습니다.

힘없이 걸을 때 어떤 느낌이 드시나요? 온몸의 근육을 사용하시나요? 아닙니다. 그때 우리는 종아리 근육만 사용하기 때문에 조금만 걸어도 다리가 아파옵니다.

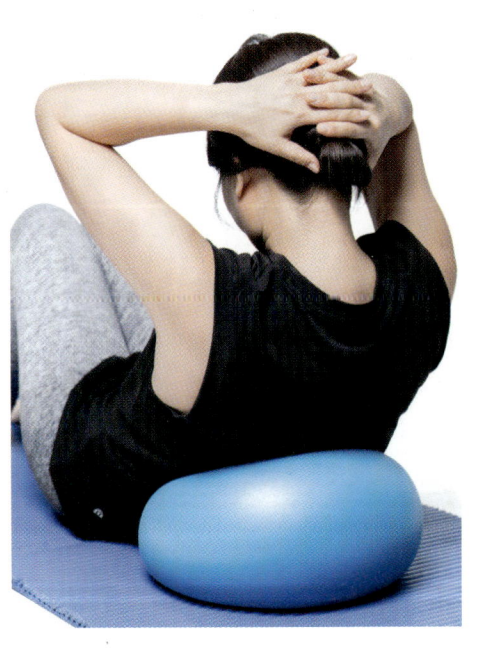

체력이 안 좋아서 오래 못 걷는 것이 아니라 배의 힘이 부족한 것입니다. 코어의 힘이 부족하면 늘 피곤하기도 쉽습니다. 코어가 튼튼해야 걸을 때도 힘있게 이동할 수 있으니 오늘부터 다음 운동을 매일매일 따라 해주세요.

하복부 운동의 최고봉, '윗몸 일으키기'

'싯업(Sit-Up)'이라는 헬스장 기계에서 하는 복부 운동을 누워서 하는 것과 같습니다.

(주의) 목이 움직이는 게 아닙니다. 배가 상체를 끌어올린다는 느낌으로 해주세요. 손으로 절대 고개를 누르지 않습니다. 공이 있으면 허리를 덜 쓸 수 있으니, 윗배를 수축할 때 등으로 공을 누른다고 생각해주세요.

1. 필라테스 볼에 살짝 기댄 느낌으로 누웠다가 상체를 절반 정도 일으킵니다.
2. 이후 '등을 둥글게 말아서 내려가는 것'이 중요합니다!
3. 힘주는 부위는 윗배입니다!
4. 숨 쉬는 방법은 (올라온 등이) 내려갈 때, '흠' 하는 소리를 내주면서 숨을 참고 내려갑니다. 숨을 참고 버티며 내려가야, 순간적으로 척추에 힘이 가해지는 것을 대비할 수 있습니다. 척추를 보호하세요!

필라테스 볼 또는 필라테스 휠, 다리 사이에 끼우고 배 들어올리기

제가 만난 PT 트레이너, 필라테스 강사, 림프순환 마사지사 모두가 강력히 추천하는 운동입니다. 필라테스 볼은 몇천 원 정도 하는 말랑말랑

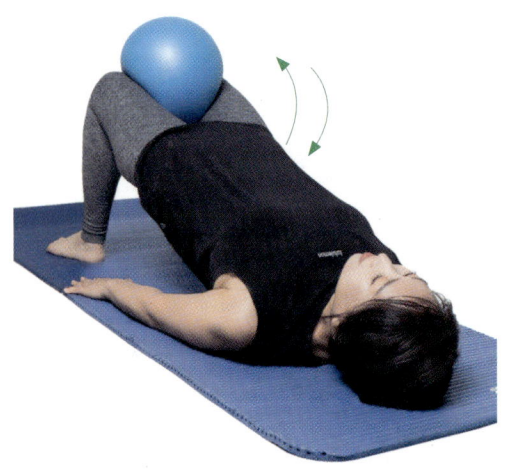

한 공으로, 이와 비슷한 어떤 공이라도 좋습니다. 휠은 만 원대부터 있습니다. 사진에서 볼 대신 휠을 끼우면 됩니다.

1. 바닥에 누워서 무릎을 세우고 필라테스 볼을 다리 사이에 끼웁니다.
2. 양 손바닥은 땅을 짚고, 엉덩이를 번쩍 들어올립니다.
3. 두 무릎으로 볼을 밀면서 골반을 위로, 천장을 향해 밀어주세요. (필라테스 볼을 끼우는 중요한 이유)
4. 엉덩이를 조여서 아랫배에 힘을 주어 납작하게 아래로 수축시키며 눌러주세요. 아랫배의 속 근육에 힘을 줍니다.
5. 엉덩이를 더 조이고 힘을 준 뒤, 배를 번쩍 들어올립니다.

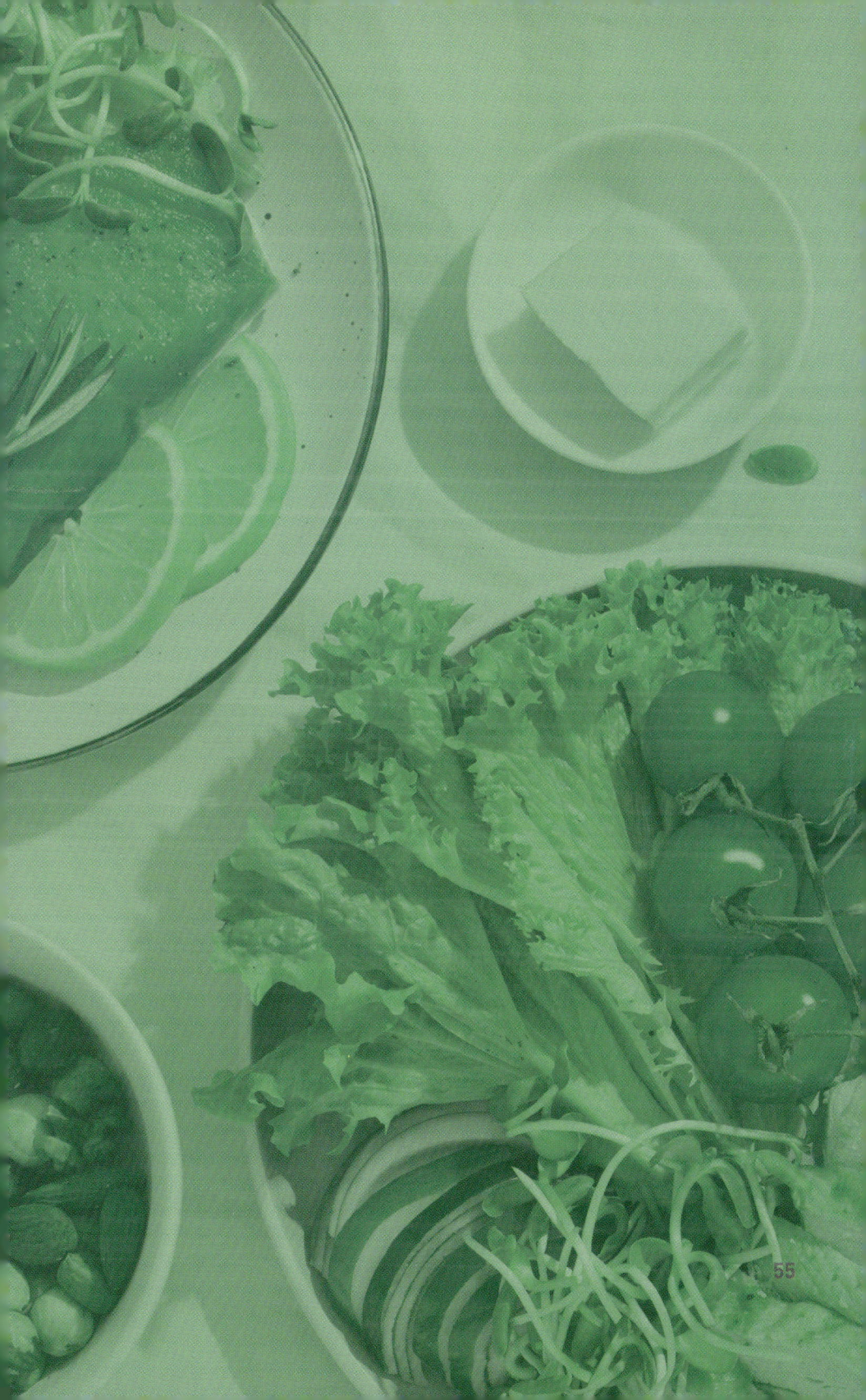

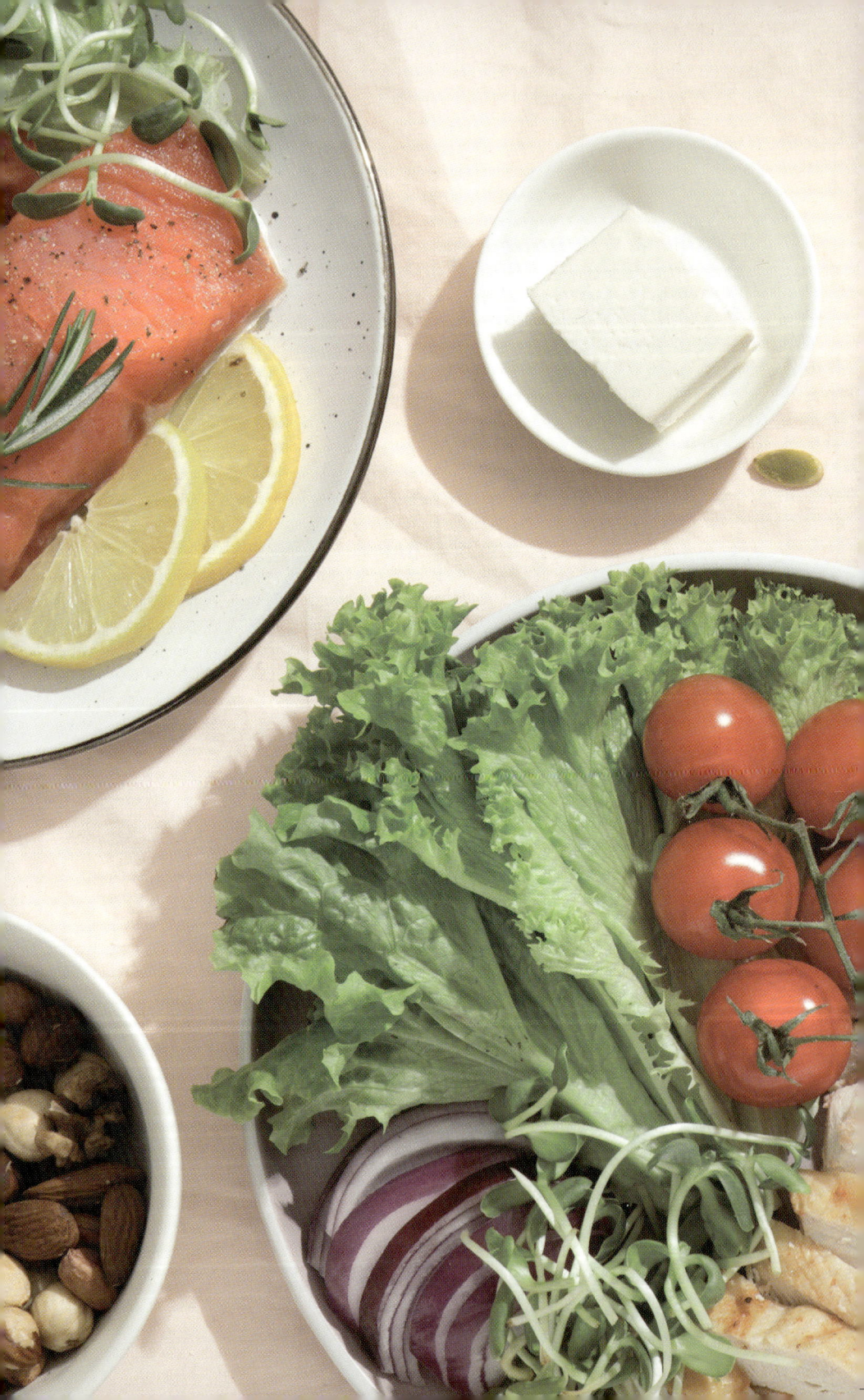

2장

오늘부터
매일매일

2-1

셀프 치료 폼롤러,
1회 20만 원 하는 도수치료 효과

솔직히 암은 남의 이야기고, 오십견은 50대는 되어야 오는 것이라 생각했습니다. 하지만 그 모든 전조증상은 이미 40대에 들어서면서 온몸에서 나타나고 있었습니다. 회사에서 온종일 같은 자세로 일하면서 어깨를 돌려준 적도, 제대로 된 스트레칭을 해준 적도 없었습니다. 수술을 받고 나이는 저절로 들어가면서 어깨 관절이 아프기 시작했습니다. 도수치료를 받으며 알게 되었지요. 한 자세로 오래 있는 것이 건강에 가장 안 좋다는 것과 어쨌든 근육을 계속해서 움직여줘야 관절이 편안해진다는 것을요. 쉽게 말해, 어깨를 돌릴 때도 주변 근육이 나서서 움직여줘야 어깨 관절이 통증 없이 쉽게 돌아갑니다. 잊지 마세요.

근육을 푸는 데 가장 손쉽고 효과가 좋은 운동은 폼롤러 운동입니다.

다음 순서에 따라 종아리 풀기부터 '반드시 직접' 내 몸에 대고 문질러봐야 합니다. 사진으로 보이는 버드독 운동(Bird-Dog Exercises)까지 마치고

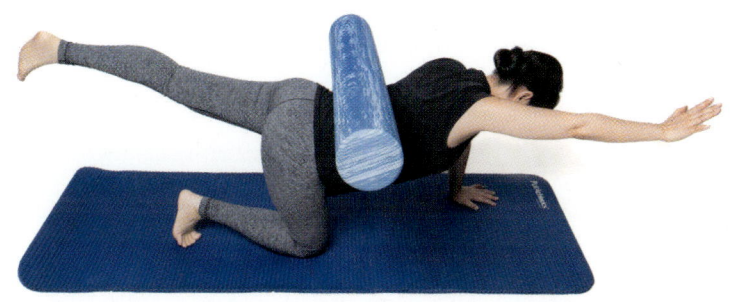

사진 모델 : 저자 오유경, 출처 : 저자 제공(이하 동일)

나면 1회 20만 원 하는 물리치료를 받은 기분이 드실 겁니다. 폼롤러로 몸을 푸는 것은 오늘부터 무조건하시고, 폼롤러가 없으시다면 오늘 바로 구입하세요. 기둥을 세워두기만 하면 되니 공간을 많이 차지하지도 않습니다.

폼롤러를 집에서 눈에 잘 띄는 곳에 두고, 잠시 짬이 날 때마다 [내 몸에 일단 '착' 붙인다고 생각해주세요. 길이는 짧은 것 보다, 90cm 폼롤러를 사는 것이 좋습니다. 그래야 기둥을 세운 뒤, 두 손을 기둥에 얹고, 허리를 숙이며 등뼈를 늘려주는 스트레칭을 제대로 할 수 있습니다.

폼롤러 운동의 장점

집에서 혼자 하는 폼롤러 마사지는 어떤 점이 좋은 걸까요?

1. 혈액 순환, 몸에 쌓인 독소가 배출됩니다.

암 환우에게는 혈액 순환과 독소 배출이 무엇보다 중요한데요, 그 두 가지 목표를 동시에 이룰 수 있도록 도와주는 것이 폼롤러입니다.

단단하면서도 살짝 폭신한 느낌이 드는 통나무 같은 폼롤러로 우리 몸을 이완시켜주세요. 앞서 말씀드린 목, 겨드랑이, 사타구니 주변 림프 부위에 폼롤러를 대고 문질러주면 이완과 함께 자연스럽게 독소가 배출됩니다.

뭉친 근육과 살, 근막 등 모든 부위를 폼롤러로 품며 혈액이 우리 몸 구석구석을 더 힘차게 돌 수 있습니다. 기계에 기름칠한 듯 몸이 부드러워지겠지요.

2. 쪼그라들고 싶어 하는 신체의 변형을 막아줍니다.

나이가 들어가거나 움직임이 줄어들면, 자연스럽게 짧아지는 근육이 우리 몸에 몇 군데 있습니다. 가만히 두면 수축하려는 성질이 있는 이런 근육들은 반대 방향으로 펴서 늘려주지 않으면 계속해서 짧아지게 됩니다. 한 해, 두 해 지나면 허리가 굽고, 다리 모양이 바뀝니다.

이렇게 변해가는 내 모습은 상상도 하기 싫지 않나요? 폼롤러는 이런 신체의 변형을 막아줄 수 있는 기구입니다. 암 환우뿐만 아니라 모두가 아픈 증상이 발현되기 전부터 반드시 매일 해주어야 할 노화 예방법이 아닐까 합니다.

3. 도수치료를 받는 듯한 개운함을 느끼는 순간 몸에 좋은 호르몬이 분비됩니다.

폼롤러를 가지고 기본적인 몸풀기만 해도, 마치 도수치료사가 내 몸을 눌러주고 당겨줄 때처럼 시원하고 개운합니다. [기대서-문지르고-풀어주면서] 기본적인 몸풀기만 해도 몸과 마음이 깃털처럼 가벼워지는 '셀프 도수'를 해주세요. 행복 호르몬이 잔뜩 분비됩니다.

4. 통증 없이 다음 운동 단계로 넘어갈 수 있습니다.

'근막'이라는 단어를 들어본 적 있으신가요? 우리의 소중한 근육과 뼈를 감싸고 있는 콜라겐 성분의 섬유질 조직을 근막이라고 하는데요, 이 근막은 어떻게 운동시킬 수 있을까요?

운동의 원리는 우리의 뇌가 근육에 명령을 내리면서 시작됩니다. 근육은 그렇게 뇌에 의해서 움직일 수 있지만, 근막은 뇌의 지시로 운동을 할 수 없습니다. 여기에 폼롤러의 존재가치가 있다고 생각됩니다.

폼롤러로 근막을 잘 풀어주면 근육을 둘러싼 막에 긴장이 풀리기 때문에 바로 근력 운동에 돌입하는 것보다는 몸에 무리가 가지 않고, 운동 효과는 훨씬 커집니다.

근육과 근막을 풀지 않고 아령을 들거나 고무밴드를 늘리는 운동을 하면 쉽게 통증을 느낄 수 있습니다. 근력 운동의 효과를 온전히 느끼기 위해서는 폼롤러 운동으로 근막을 풀어주는 것이 꼭 필요합니다.

5. 최종목표는 근력 운동입니다. 지금부터는 '근테크' 해주세요.

재테크가 아닌 '근테크'를 하기 시작했습니다. 나이가 들수록 근육을 키워야 합니다. 근육의 힘이 떨어지면 코어가 약해지면서 배가 나오고 허리가 아픕니다. 살이 찌고 점점 약해지는 고관절로 몸을 지탱하는 것이 어렵게 느껴질 때쯤, 어느 순간 엉덩이 근육이 사라지기 시작합니다. 나이가 들수록 걷기가 힘들어지는 데는 이런 이유가 있습니다.

그렇다면 거꾸로 살펴볼까요? 엉덩이 근육, 고관절, 코어를 위해서 근육을 키워야 하는데 근육을 늘리기 위한 운동을 본격적으로 시작하기에 앞서 폼롤러로 몸을 풀어줘야 합니다. 결국, 우리의 최종 단계인 근력 운동에 돌입해야 폼롤러의 역할을 다한 것이라 할 수 있습니다.

폼롤러 운동 방법

저는 틈나는 대로 폼롤러를 가지고 아래 11가지 방법을, 순서대로 따라 하며 근육과 근막을 풀고 있습니다. 매일 다음 순서대로 온몸을 풀어주세요.

1. 종아리 풀기

종아리, 발목 중 다리의 어느 부분 근육이 유난히 더 아픈지 알 수 있습니다. 아픈 부위를 더 많이 풀어주세요.

- 매트를 바닥에 펴고 앉습니다. 폼롤러를 가로로 놓고 발목을 폼롤러 위에 올립니다.
- 한쪽 다리를 반대쪽 다리 위에 올립니다(다리를 꼰 자세).
- 폼롤러와 닿은 부분의 발목을 풀어주기 위해 올린 발의 무게를 이용해서 좌우로 천천히 문지릅니다.
- 발목에서 종아리, 장딴지 순서로 상체 쪽으로 올라가며 풀어줍니다.

2. 목 풀기

가장 간단한 동작입니다. 핸드폰, 책을 보는 동안 아래로 고정했던 피곤한 목을 풀어주는 효과가 큽니다. 양쪽 귀 뒤쪽부터 목 아래까지 림프샘이 있는데, 이렇게 풀어주면 목뿐만 아니라 림프에도 좋습니다.

- 누워서 뒷목을 폼롤러에 붙여 베고 눕습니다.
- 폼롤러의 동그란 면을 베고 누우면 목이 뒤로 젖혀지면서 C자 커브가 만들어집니다. 목이 시원해집니다.
- 도리도리하듯이 고개를 왼쪽, 오른쪽으로 움직입니다.

3. 등 풀기

- 폼롤러를 등 중앙 부분(가슴 바로 뒤쪽, 여성의 브래지어 라인)에 가로로 놓고 눕습니다.
- 양손은 깍지를 끼고, 두 팔꿈치가 수평이 되도록 머리 뒤에 댑니다.
- 엉덩이를 번쩍 들어올립니다.
- 상체에 무게를 싣기 위해 엉덩이를 조금 내리는 것이 좋습니다.
- 폼롤러가 등의 위아래로 왔다갔다 하도록 문지르며 어깨와 등을 풀어줍니다.

4. 어깨 풀기

- 3번 자세에서 180도 수평으로 벌렸던 양쪽 팔꿈치만 90도로 세워서 귀 옆으로 오게 합니다.
- 오른쪽 어깨 쪽에 무게를 싣습니다. 그렇게 되면, 왼쪽 어깨는 폼롤러에서 살짝 떨어집니다.
- 오른쪽 어깨를 폼롤러에 붙이고 위아래로 움직이며 문지릅니다. 왼쪽도 해줍니다.

5. 폼롤러 가로로 받치고 누워서 허리, 하체 풀기

- 폼롤러를 허리에 가로로 받치고 눕습니다. 누워만 있어도 시원합니다.
- 오른쪽 다리를 들어올려, 양손으로 잡습니다. 왼쪽 다리는 살짝 구부립니다. 다리를 바꿔서 해줍니다.
- 양쪽 다리를 모두 들어올려 붙인 후 발끝이 하늘을 보도록 들어올립니다.
- 두 다리를 오른쪽 왼쪽으로 넘겨가며 스트레칭을 합니다.

6. 허벅지 안쪽 풀기

- 엎드립니다. 폼롤러를 내 몸길이처럼 세로로 길게 놓습니다.
- 엎드린 채로 오른쪽 다리는 90도 직각으로 만들어 오른쪽 허벅지에 폼롤러를 갖다 댑니다.
- 문질러 주고 왼쪽도 풀어줍니다.

7. 앞 허벅지 풀어주기

- 양쪽 팔꿈치를 땅에 대고 엎드려 몸을 지탱합니다(프랭크 자세).
- 폼롤러는 가로로 두고 그 위에 앞쪽 허벅지가 닿도록 합니다.
- 팔꿈치에 힘을 주며 허벅지에 있는 폼롤러를 왔다갔다 움직입니다.

8. 사타구니 림프샘 풀어주기

- 엎드려서 다리와 몸통이 연결된 부위(삼각팬티 라인) 사타구니에 폼롤러를 사선으로 갖다 댑니다.
- 사타구니에 폼롤러를 대고 문질러줍니다.

9. 겨드랑이 림프샘 풀어주기

유방암 수술을 한 환우의 경우 가슴 근육이 수축하지 않도록 평생 조심해야 합니다. 수술 후 상처 부위가 모두 아문 뒤부터 잊지 말고 겨드랑이 부위를 폼롤러로 문질러주세요. 가슴 부위 수술을 하지 않은 경우에도 자주 폼롤러로 겨드랑이를 풀어줘야 합니다. 겨드랑이에 폼롤러를 끼고 움직였는데 통증이 심하게 느껴진다면 그곳이 바로 독소가 많이 쌓인 곳입니다. 매일 하다보면 통증이 줄어듭니다.

- 엎드려서 폼롤러를 오른쪽 겨드랑이에 사선으로 놓습니다.
- 겨드랑이 쪽에 힘을 실어 위아래로 문지릅니다.
- 왼쪽도 번갈아가면서 마사지해줍니다.

10. 폼롤러 세워서 짚고 허리 90도 숙여 등 허리 풀기

· 폼롤러 한쪽이 바닥에 닿도록 세웁니다.

· 선 자세에서 양손을 올려놓고 폼롤러를 잡습니다.

· 몇 걸음 뒤로 물러나 기역(ㄱ)자가 되도록 허리를 숙입니다.

· 엉덩이를 뒤로 쭉 빼고 등과 허리가 시원해지도록 늘립니다.

11. 등에 폼롤러 올리고 버드독 운동

등에 있는 폼롤러가 떨어지지 않도록 집중해보세요.
코어근육이 키워지는 것뿐 아니라 머릿속 근심, 걱정도 일순간에 날아갑니다.

· '3-4'에 나오는 '버드독 운동(Bird-Dog Exercises)'을 할 때 등에 폼롤러를 올리고 중심을 잡습니다.

2-2

하루 2번 눈물 찔끔 나는 스트레칭

다음 스트레칭을 **큰 동작으로 천천히** 따라 해보세요. 몸 전체에 에너지가 올라오는 것이 느껴지실 겁니다. 저는 하루 두 번 아래 스트레칭만 마쳐도 피곤했던 몸에 다시 에너지가 생기고, 피로도가 확실히 떨어지는 것을 매번 느낍니다.

이런 스트레칭을 본격적인 운동 전에 해준다면, 에너지를 끌어올리는 것 말고도 발목이나 무릎 부상을 예방해주는 장점이 있습니다. 요양병원에서 친해진 환우 K언니는 간암 수술 후 면역치료를 유지하기 위해 입원 중이었습니다. 함께 운동실에서 운동하고 있었는데 바닥에 있는 방패 모양의 젤리 판 위에서 몇 번 통통 뛰고 내려오더니 그만 발목을 접질려 깁스를 했습니다. 준비운동과 스트레칭을 하지 않고 올라갔다가, 몸이 안 풀려서 균형을 잃었다고 했습니다.

작은 부상도 조심해야 하기에 운동하지 않는 날에는 스트레칭 목적으로, 운동 전에는 근육과 관절을 보호할 목적으로 아래 스트레칭을 꾸준히, 평생 해주세요.

운동 전 꼭 하는 스트레칭

1. 하는 순서는 머리부터 시작해서 발끝 스트레칭으로 끝납니다(위 → 아래).
2. 한 동작이 끝나면 다음 동작이 자연스럽게 서로 연결되도록 기억하며 해주세요.
3. 몸의 한 부위씩 스트레칭을 하는데, 그 부위의 앞, 뒤, 좌, 우를 모두 뻗습니다. 큰 동작으로 천천히 해주세요.
4. 몸에서 회전하는 부분, 다시 말해 목, 허리, 손목, 발목은 그 부위 스트레칭이 끝나면 항상 돌려줍니다.

하루 2회 틈틈이 / 한 동작 10초 이상

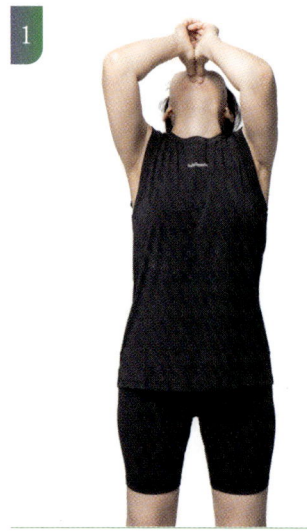

사진 모델 : 저자 오유경,
출처 : 저자 제공(이하 동일)

왜 해야 하나요?

- 우리는 보통 앞이나 아래를 보며 생활합니다. 그래서 목근육이 많이 굳어 있지요. 굳은 기능을 활성화시켜 주는 동작입니다.
- 별 것 아니지만, 반복해서 하면 목 주위 림프를 자극해 온몸 순환이 원활해집니다.
- 오래 앉아 있는 사람, 핸드폰, 컴퓨터를 1시간 이상 사용하는 사람이 따라 하면 바로 효과를 느낄 수 있습니다.

두 손을 깍지 낀 뒤 두 엄지손가락을 턱 아래에 놓고 밀며 목을 뒤로 젖힙니다.

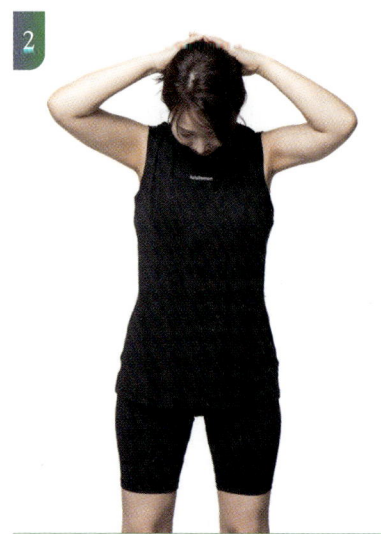

왜 해야 하나요?

- 목 전체의 통증을 줄이고 목의 가동 범위 넓히는 데 도움이 됩니다.
- 거북목 예방에 효과적입니다.

두 손을 깍지 끼고 머리 뒤통수에 놓습니다. 그대로 고개를 숙이고, 깍지 낀 두 손으로 뒷머리를 지그시 누릅니다.

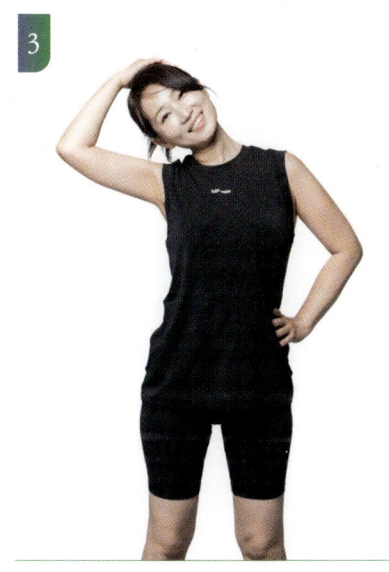

왜 해야 하나요?

· 승모근을 가볍게 해줍니다.
· 목이 뻣뻣하고 한쪽으로 뻐근할 때 효과적입니다.
· 거북목 예방에 효과적입니다.

한 손으로 머리를 잡고, 목을 오른쪽으로 꺾어서 늘립니다. 어깨가 따라 올라오면 운동 효과가 없습니다. 내쉬는 호흡에 온몸에 힘을 뺍니다.

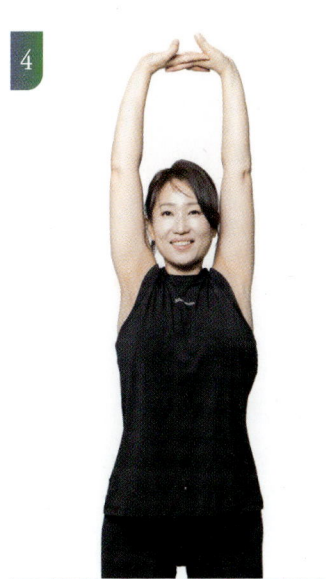

왜 해야 하나요?

· 어깨근육의 긴장을 풀어줍니다.
· 어깨근육 기능이 활성화되어 팔의 가동 범위가 확장됩니다.

두 손을 깍지 낀 뒤, 위로 쭉 뻗어올립니다.

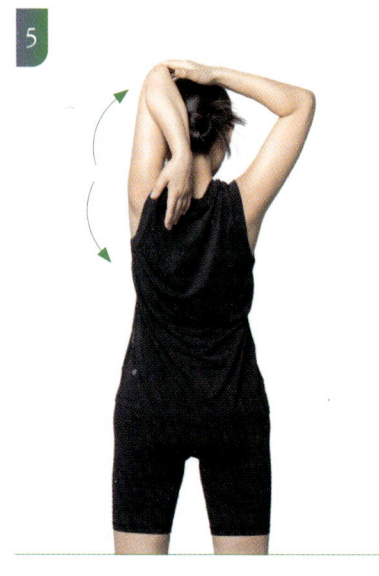

왜 해야 하나요?

- 겨드랑이부터 옆구리까지 늘리는 기분으로 해주세요. 그래야 더 길게 늘릴수 있습니다.
- 어깨 통증 예방에 효과적이고, 굽은 어깨와 굽은 등을 예방할 수 있습니다.

늘어진 팔은 힘을 모두 빼고! 고개 숙이지 않습니다! 반대쪽 손바닥으로 팔꿈치를 누릅니다.

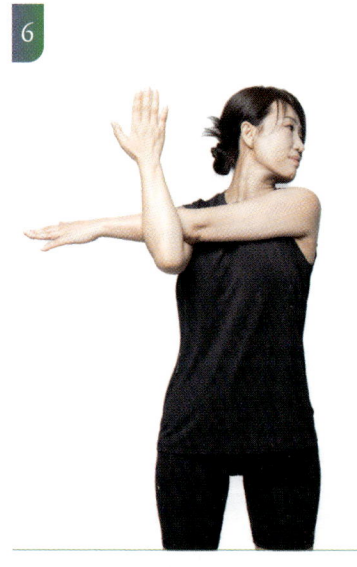

왜 해야 하나요?

- 날개뼈 안쪽 근육을 스트레칭 해줍니다.
- 등근육을 펴주는 데도 좋습니다.
- 팔 근육 스트레칭 및 팔꿈치 질환(골프엘보우, 테니스 엘보우) 예방에 도움이 됩니다.

한쪽 팔을 위로 접어 올린 뒤, 남은 팔을 사이에 끼우고 늘려줍니다. 척추에서 뽑아내는 힘으로 하세요!

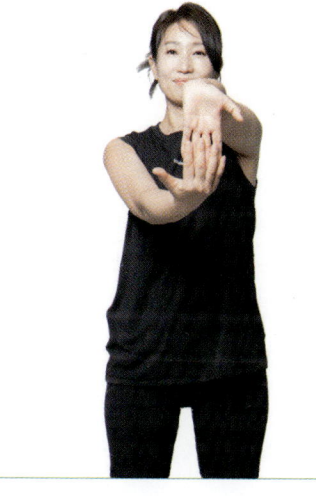

왜 해야 하나요?

· 핸드폰을 보거나, 책을 읽는 동안 우리 팔은 늘 접혀 있습니다. 이 동작으로 팔꿈치 안쪽 근육을 수시로 늘려주어야 합니다. 팔꿈치 아래 근육(전완근)을 늘여주어서 손목의 가동성을 좋게 합니다.

· 엄지손가락까지 같이 늘리면 손목터널증후군(엄지손가락 바깥쪽에 생기는 염증)과 손가락 관절의 통증도 예방할 수 있습니다.

한 손을 앞으로 뻗어 손바닥이 보이게 하고 당겨줍니다.

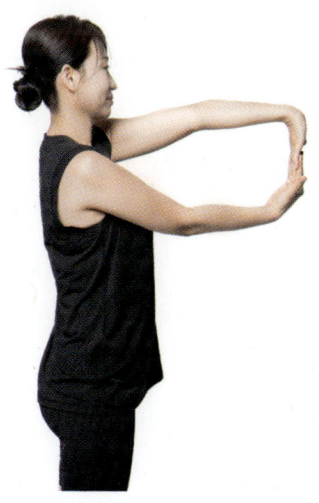

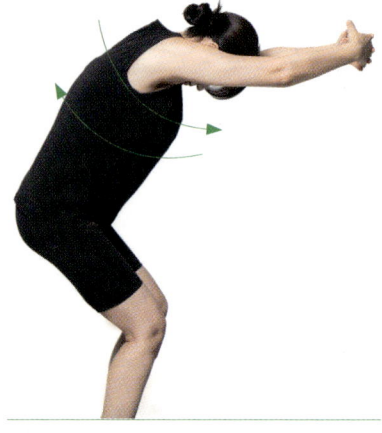

왜 해야 하나요?

- 등근육을 스트레칭 해주어 굽은 등과 편편등을 예방해줍니다. 현대인들의 나쁜 자세 습관으로 인한 근골격계 질환 예방 목적으로 자주 해주면 좋은 스트레칭입니다.
- 날개뼈를 늘린다고 생각하며 윗등이 늘어나는 느낌으로 따라 해주세요.
(주의) 디스크 환자는 허리를 너무 과하게 말지 마세요.

깍지 낀 손의 바닥이 얼굴의 보게 하고, 무릎과 등을 구부려 앞으로 쭉 늘여줍니다. 등뼈를 둥글게 말면서, 날개뼈끼리 멀어지도록 길게 뽑아냅니다.

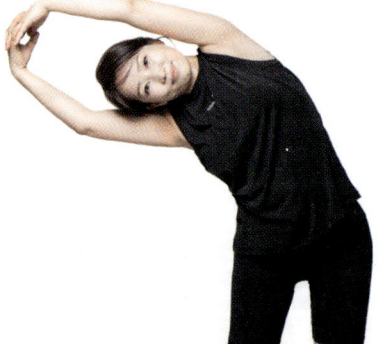

왜 해야 하나요?

- 겨드랑이에서 옆구리까지, 몸의 측면을 늘여주어서 몸 전체의 좌우 유연성을 높여줍니다.
- 어깨가 으쓱이지 않게 하시고, 팔에 고개를 기대지 않게 주의하세요.
- 골반이 튀어나오지 않게 합니다.

깍지 낀 손을 들어올려 양옆으로 넘기며 허리를 늘여줍니다.

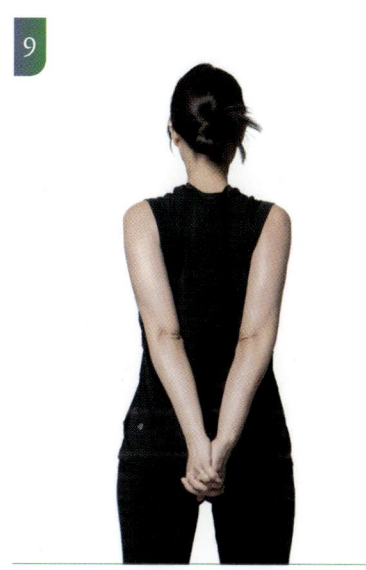

왜 해야 하나요?

· 가슴 근육 스트레칭에 효과적입니다.
· 어깨 바깥쪽, 가슴 근육, 날개뼈 근육 중 타켓을 한 군데 정해서 미세한 변화를 느끼며 스트레칭해보세요.

두 손을 등 뒤로 돌려, 등 가운데서 깍지를 낍니다. 가슴이 벌어지게 쭉 폅니다. 날개뼈끼리 서로 만나게 합니다. 어깨를 늘여줍니다.

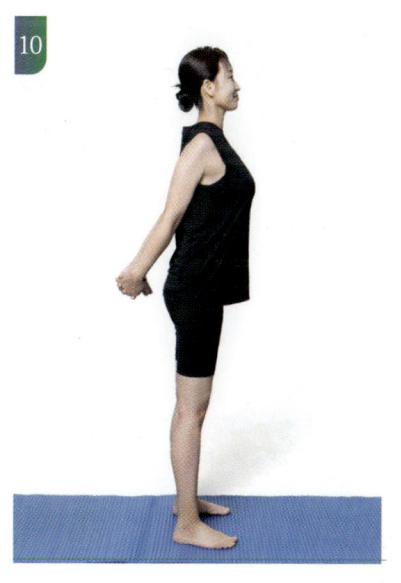

왜 해야 하나요?

· 굽은 등 예방에 좋습니다.

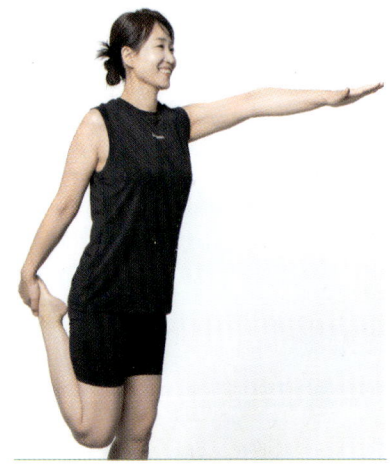

왜 해야 하나요?

- 허벅지 앞쪽 스트레칭입니다. 몸의 발란스를 잡아주고, 하체를 유연하게 해줍니다.
- 하체 관절의 부상을 예방하고 경직성 허리 통증 질환을 완화시킵니다.
- 지지하는 다리를 잘 버텨주시고, 허벅지와 엉덩이의 긴장을 유지해주세요.

특히, 걷기 운동을 하기 전에는 필수적인 동작입니다. 한 손으로 같은 쪽 발을 뒤로 접어서 잡아당기며 허벅지를 늘입니다.

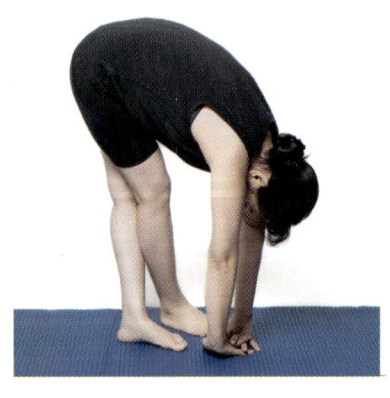

왜 해야 하나요?

- 복부를 최대한 집어넣으시 고이에 긴장을 유지해주세요. 요통을 예방하고 유연성을 증가시킵니다.
- 종아리 뒷근육(햄스트링)을 펴주고, 관절 부상을 예방합니다.

(주의) 배를 계속 집어 넣고 있어야합니다. 배의 힘이 풀리면 허리디스크에 부담이 갑니다.

다리를 꼰 상태에서, 허리를 숙입니다. 손을 아래로 뻗으며 허리 보호를 위해 서서히 내려갑니다.

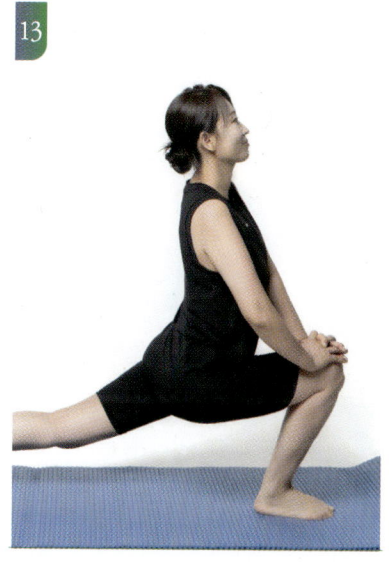

왜 해야 하나요?

- 장요근(팬티라인 앞쪽에 있는 접었다 폈다 하는 근육) 스트레칭에 효과적입니다.
- 하체를 유연하게 하고 허리 통증 질환 예방에도 도움이 됩니다.

선 자세에서 오른쪽 다리를 앞으로 멀리 내밀어 무릎을 굽힌 후 스트레칭해 줍니다.

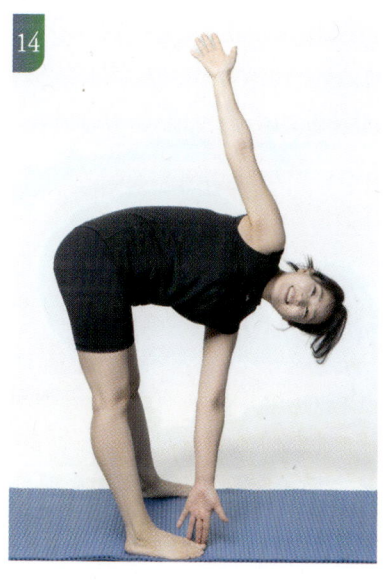

왜 해야 하나요?

- 몸을 회전시킬 때 복부에 힘이 들어오기 때문에 몸통의 안정성 강화에 좋습니다.
- 허리를 유연하게 해줍니다. [같은 방법으로 앉아서] 늘리기를 하면 허리에 무리가 가지 않으면서 운동효과는 높일 수 있습니다.

사진과 같은 자세로 어깨와 귀가 최대한 멀어지도록 늘립니다. 같은 자세로 반대쪽으로도 회전해주세요.

2-3

눈 뜨자마자 누워서 하는 스트레칭

제가 배운 동작 중에서 하루도 빠짐없이 반드시 해야 하는 스트레칭 동작만을 모았습니다.

아침에 눈을 떠서 벌떡 일어나지 마시고, 누운 상태에서 이 동작들을 하나하나 따라 해보세요.

자는 동안 굳어 있었던 몸이 풀리면서 상쾌한 하루를 보낼 수 있습니다.

잠들기 전에도 똑같은 방법으로 스트레칭을 하면 숙면에 도움이 됩니다.

요양병원·재활센터에서 배운 침대에서 하는 스트레칭

아○병원 재활의학과 물리치료실에서 두 달 동안 치료를 받으며 배운 스트레칭 법입니다.

이후 3년간 도수치료와 PT를 받는 중에도 흡사한 동작들이 많은 것을 보며, 평생 이 스트레칭만 잘 따라 해도 되겠다는 믿음이 생겼습니다.

별것 아닌 것 같은 스트레칭이 사실은 건강의 기본임을 아시고, 아프기 전부터 매일 반복하세요. 저는 수술 후 근육이 당기는 통증에 눈물을 흘리며 그제야 스트레칭을 매일 하기 시작했습니다. 약은 없고 오직 스트레칭만으로 아픈 곳을 더욱더 고통스럽게 늘여야 하는 치료는 눈물 없이 받을 수 없습니다. 타인의 힘으로 내 근육이 늘어나는 고통을 감내하기 전에 지금 바로 시작하세요. 스트레칭은 나를 아끼는 의식입니다.

1 왜 해야 하나요?

- 장요근(팬티라인 앞쪽에 있는 접었다 폈다 하는 근육) 스트레칭에 효과적입니다.
- 전체적인 이완에 아주 좋은 동작입니다.

(주의) 허리가 과하게 눌리면 안됩니다. 따라서 약간 오리엉덩이 모양을 유지해주세요. 허리 뒤쪽으로 손바닥 하나 정도가 들어갈 공간이 유지되어야 합니다.

1. 허리는 가만히 있고 다리만 끌고와야 합니다.
2. 가슴쪽으로 다리를 당길때 이완되는 몸의 부위를 충분히 느껴주세요.

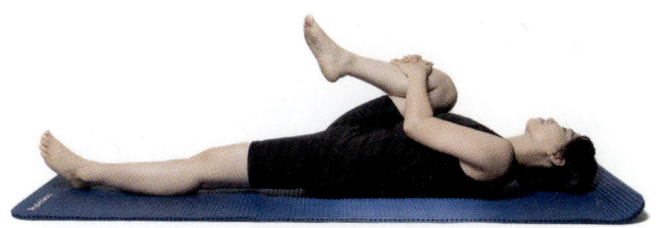

사진 모델 : 저자 오유경, 출처 : 저자 제공(이하 동일)

2

왜 해야 하나요?

· 허벅지 앞쪽은 단단해지고 뒤쪽은 늘어납니다. 운동+스트레칭의 효과가 있는 동작입니다.

1. 한쪽씩 다리를 들어올려, 두 팔로 종아리 뒤쪽 근육을 잡아줍니다.
2. 허벅지 뒤 근육이 늘어나는 것을 느낍니다.
3. 뒤꿈치를 밀어내는 힘으로 새끼발가락을 당깁니다.

3

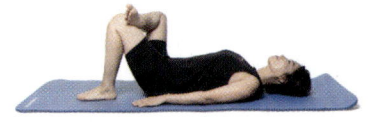

왜 해야 하나요?

· 고관절을 풀어주는 데 효과적입니다. 골반을 풀어주고, 골반에 산소를 공급해 뼈 전이를 막아줍니다.

1. 왼쪽 무릎을 세우고 오른쪽 발목을 세운 무릎 위에 올립니다.
2. 오른쪽 무릎을 위, 아래로 흔들흔들 움직여줍니다.
3. 반대쪽도 풀어줍니다.

4

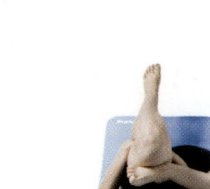

왜 해야 하나요?

· 엉덩이 뒤쪽 근육 스트레칭에 좋습니다. 엉덩이 뒤쪽이 굳어 있으면 허리와 골반도 같이 풀리는 느낌이 듭니다. 몸 전체를 활성화시키는 동작입니다.

(주의) 엉덩이는 바닥을 누르고 다리만 끌고와야 합니다. 허리가 따라 오면 안 됩니다.

4^2

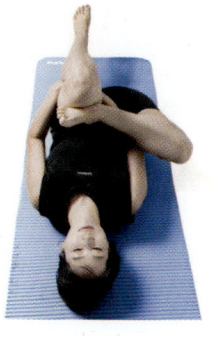

1. 위의 자세에서 들어올린 왼발 아래 허벅지 쪽에 두 손을 집어넣고 맞잡습니다.
2. 깍지 낀 두 손을 가슴쪽으로 끌어당겨 왼쪽 다리가 몸쪽으로 최대한 붙도록 합니다.
3. 몸이 충분히 이완될 수 있도록 숨을 가슴 깊이 들이마시고 내쉽니다.

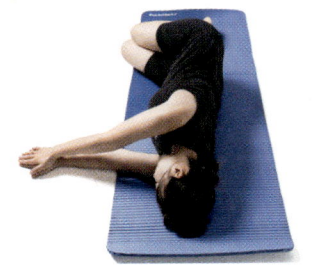

왜 해야 하나요?

· 가슴 앞 어깨 근육과 허리 근육이 늘어납니다.
· 팔만 가는 것이 아니라 가능하면 가슴도 같이 활짝 열어주세요.
· 엉덩이와 복부는 정면(배꼽이 보는 방향)을 바라봐야 하는 것도 잊지 마시고요.

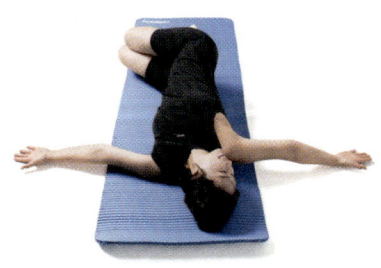

1. 옆으로 누운 뒤 팔을 앞으로 쭉 뻗습니다.
2. 오른팔을 책을 펼치듯 180도 반대쪽으로 엽니다(오픈북).
3. 시선은 오른팔을 따라갑니다.
4. 무릎은 시선과 반대쪽을 향해 고정해 몸이 최대한 꼬이도록 합니다.

6

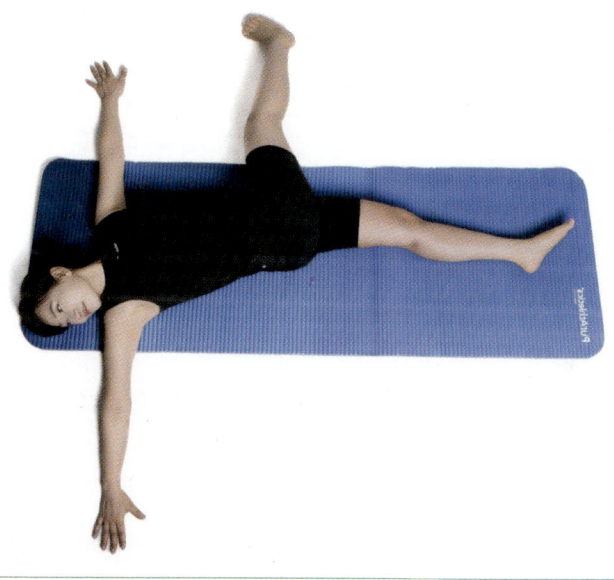

왜 해야 하나요?

· 엉덩이 바깥쪽과 허리를 동시에 스트레칭 할 수 있습니다.

1. 팔을 벌리고 누워서 한쪽 다리를 90도 위로 번쩍 들어올려 반대쪽 다리 쪽으로 그대로 넘깁니다.
2. 시선은 넘어간 다리 반대쪽을 향합니다.

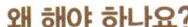

왜 해야 하나요?

- 캣 스트레칭(Cat Stretching) 또는 어린이 자세라고도 하는 이 동작은 몸 전체의 긴장을 풀어주기에 아주 좋습니다.
- 편하게 호흡하는 동작으로 가슴 앞쪽, 겨드랑이, 허리 긴장을 풀어줍니다.
- 겨드랑이나 옆구리에 낯선 통증이 느껴질 때 우리는 그 증상을 무시하기 쉽습니다. 불편한 그 통증은 몸이 보내는 첫 신호입니다. 몸에 염증이 쌓이고 있다는 그런 경고가 뜨면 열심히 뻗어 주고 늘여주어야 합니다.

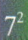

1. 두 무릎을 매트에 대고 앉습니다.
2. 다리를 어깨너비보다 더 벌리고 두 팔을 앞으로 뻗으며 몸을 앞으로 숙입니다(개구리 자세).

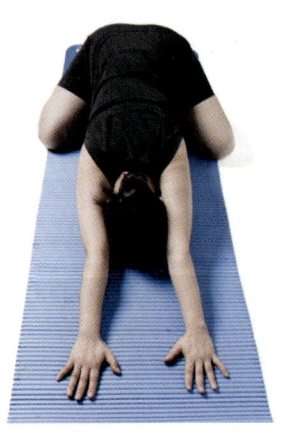

8

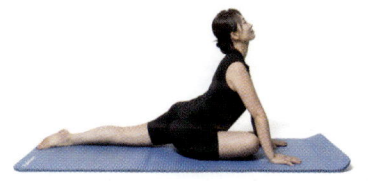

왜 해야 하나요?

· 허리를 꺾는 것이 아니라 복부를 당겨서 몸을 세우는 게 목표입니다.
· 엉덩이 바로 위, 커브가 보통 말아져 있어서 이를 원상복구시키는 데 효과적입니다.
· 좌골 신경통을 예방하고 복부와 기립근을 강화시켜줍니다.

1. 한쪽 다리를 접어 몸 앞에 둡니다.
2. 두 손을 무릎 앞에 두고 팔을 뻗어 그대로 가슴을 뒤로 젖힙니다.

9

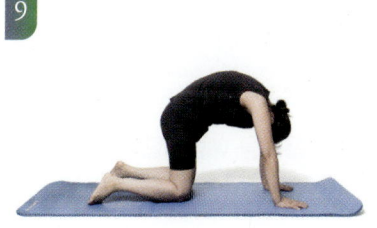

왜 해야 하나요?

· 등 스트레칭입니다. 등을 유연하게 해주고 코어를 잡아주는 운동입니다.
· 엉덩이는 조이고, 복부는 힘을 넣어서 위로 끌어올려주세요.
· 골반, 엉덩이, 허리, 복부를 튼튼하게 해줍니다.
· 엉덩이와 허벅지 바깥쪽 근육이 뭉치면서 통증이 느껴지는 좌골신경통 예방에 효과적입니다.
· 척추를 중심으로 양쪽으로 길게 뻗어 있는 근육인 기립근을 강화시켜줍니다.

1. 등을 최대한 동그랗게 말아 천정에 닿게 할 듯이 위로 끌어올립니다.
2. 시선은 배꼽을 봅니다(고양이 자세).

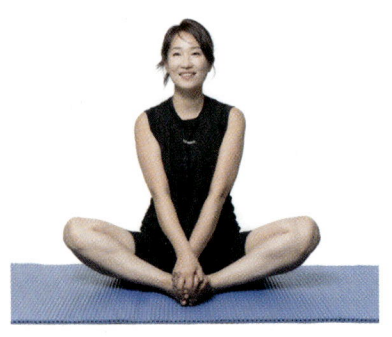

왜 해야 하나요?

· 다리 안쪽 근육을 스트레칭 하고 고관절을 유연하게 해줍니다.

1. 꼬리뼈에서 정수리까지 길게 뽑아낸 자세로 앉습니다.
2. 맞붙인 발바닥을 두 손으로 잡습니다.
3. 두 무릎을 위아래로 움직이며 고관절을 풀어줍니다.

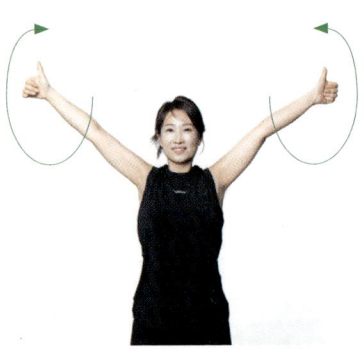

왜 해야 하나요?

· 어깨 근육을 유연하게 해주고 및 어깨관절 통증을 예방해줍니다.
· 회전근계 기능을 활성화시켜줍니다.

1. 두 손의 엄지손가락이 계속 하늘을 보게 하고 팔을 회전시킵니다.
2. 뒤로 10번 돌리고, 앞으로 10번 돌립니다.

2-4

발은 제2의 심장!
족욕 30분, 주 1회 반신욕

발바닥까지 땀구멍을 열어주세요 : 족욕

제가 만약 암에 걸리지 않았다면, 지금처럼 매일 만 보씩, 발바닥에 불이 나도록 걸었을까요? 그러지 않았을 겁니다. '누워 있으면 죽고, 걸으면 산다!' 운동하기 싫다가도 이 문장이 떠오르는 순간! 냉큼 밖으로 나가 과하다 싶을 정도로 걷고 들어오는 날이 많았습니다. 2시간 정도 걷고 들어오면 발바닥이 욱신거립니다. 그럴 때 바로 족욕기에 물을 받아 타이머 30분, 온도 40도에 맞춘 따끈한 물에 발을 담급니다. 내 몸을 내가 챙겨야 한다는 의지의 표현이 '스스로 챙기는 족욕'이 되었습니다.

족욕을 할 때 가장 중요한 부분은 '타이머 30분'입니다. 발바닥의 뭉친 근육을 풀고 피로를 해소하는 것도 중요하지만, 30분 이상 하게 되면 오히려 몸이 지치기 시작합니다. 요양병원의 족욕실에도, 제가 산 족욕기의 사용설명서에도 '족욕은 30분 이상 하지 않습니다'라는 경고 문구가 적혀 있는 것을 본 뒤로는 이 시간을 칼같이 지키려 합니다.

족욕은 가만히 앉아만 있어도 우리 몸의 온도를 높여주기 때문에, 암세포가 좋아하는 차가운 몸이 되는 걸 막아줍니다. 체온이 단 1도만 낮아져도 암세포의 활동력이 몇 배는 높아진다는 연구 결과가 있습니다. 외출할 때는 늘 몸을 따뜻하게 해주는 옷, 모자, 목도리, 마스크, 장갑을 착용하고 집에서는 족욕으로 체온을 높여줍니다. 발이 아프거나 몸이 찌뿌둥할 때까지 기다렸다 하는 것이 아니라, 습관적으로 적어도 1주일에 한 번은 30분씩 하고 있습니다.

족욕을 하면 발 근육이 풀리면서 전신이 시원해지는 느낌이 듭니다. 우리 몸의 노폐물이 따뜻한 물을 통해 빠져나가고, 전체적인 순환이 이루어지기 시작하는 것이지요. 족욕은 피로를 푸는 데도 좋고, 감기를 예방하는 효과도 있습니다. 다리가 퉁퉁 붓는 부종을 예방하고 부기를 빼준다고도 합니다.

이렇게 족욕이 좋다는 것은 상식적으로도 너무나 잘 알고 있지만 잘하지 않는 이유가 뭘까요. 집에서 하기가 번거롭다는 생각 때문입니다. 제가 그랬습니다. 아프고 난 뒤에야, 요양병원에서 족욕을 알고 난 뒤에 인터넷에 찾아보니 세상에는 온갖 종류의 족욕기가 있었습니다. 발바닥 지압봉이 움직이는 것도 있고, 샤워기가 족욕통에 달린 것, 휴대용으로 가볍게 들고 다닐 수 있는 족욕기까지 다양했습니다.

저는 물 온도가 일정하게 유지될 수 있도록 해주는 족욕기를 샀습니다. 30분 족욕을 하는 동안 물이 식어서 중간에 뜨거운 물을 다시 채워줘야 하는 번거로움이 없기 때문이지요. 믿을 만한 제품을 하나 장만했으니 앞으로 10년은 열심히 사용한다는 생각으로 주 1회 이상 열심히 족욕을 하고 있습니다.

발은 제2의 심장이라고 합니다. 지금 건강해질 수만 있다면 그 어떤 것이라도 다하겠다는 각오가 되어있다면, 하루 30분을 귀찮다고 생각하지 마시고 보라색 소금도 풀고, 약쑥 티백도 넣어가면서 족욕으로 하루하루 건강해지시기 바랍니다. 따뜻한 물에 발을 담그면 '이게 힐링이구나'하는 생각이 저절로 듭니다.

몸 전체를 온찜질하는 느낌 : 반신욕

등산하거나 계단 오르기를 많이 한 날은 허벅지 뒤 근육과 엉덩이가 뻐근하게 아파집니다. 어떤 약도 쓸 수 없는 이런 상황에 딱 맞는 몸풀기는 '반신욕'입니다. 욕조에 뜨거운 물을 받은 뒤 20분 정도 몸을 담그고 나오면, 물의 따뜻한 온기에 뭉친 근육들이 슬슬 풀리는 기분이 듭니다. 몸 전체에 온찜질을 받는 느낌, 반신욕으로 충분히 가능합니다.

저는 퇴근 후 가끔, 잠들기 1시간 전에 욕조에 따뜻한 물을 받고 30분 정도 반신욕을 합니다. 마트나 인터넷에서 파는 다양한 미네랄 소금이나 배스 솔트 같은 입욕제를 따뜻한 욕조에 풀고, 핸드폰으로 20~30분 타이머를 맞춥니다. 욕조에 들어가, 목을 돌리거나 상반신 스트레칭을 하면 따뜻한 기운이 온몸에 전해지면서 피로가 확 풀립니다. 스트레스가 풀리면서 몸에 좋은 호르몬들이 앞다퉈 분비되는 것이 느껴집니다.

가끔 동심으로 돌아가 거품놀이도 합니다. 거품을 일으키는 액체 입욕제를 올○○○ 같은 데서 구입하거나 러○에서 파는 배스볼(야구공만 한 입욕 볼, 물에 넣으면 녹습니다)을 넣고, 손으로 물장구를 치며 녹이면 욕조 가득 거품이 차오릅니다. 거품을 두 손으로 끌어와 입으로 후! 불어봅니다. 입김을 타고 날아가는 하얀 거품 뭉치를 보는 순간 5세 아이의 미소가 번집니다. 들뜨고 행복해집니다. 《행복의 기원》 책에서 말하는 행복은 강도가 아니라 빈도라는 말을 실감합니다.

　천연 제품에 관심을 가진 이후로 천연 제품 가게에서 파는 입욕제에 애정을 갖기 시작했습니다. 얼핏 보면 비싼 것 같지만, 그 효과와 안전성, 1통을 사서 오래도록 쓰는 것을 고려한다면 1회에 사용되는 비용은 그렇게 비싼 편은 아닙니다.
　해독과 혈액순환을 위해 불가마나 사우나를 하는 것이 더 효과적이겠지만, 시간적인 여유가 없고 집 근처에 그런 시설이 없다면 반신욕으로 가성비 좋은 나만의 찜질방 타임을 즐겨보세요.

2-5

스트레스 해소, 심폐기능을 위해 걷고 뛰세요

유방암 수술 후, 초등학교 가을 운동회 6년 내내 꼴찌를 기록하며 달리기와 담쌓았던 저를 달리게 만든, 5명을 만났습니다. 각기 다른 5인의 전문가가 저에게 '달리라!'라는 메시지를 끊임없이 던졌습니다.

2021년 수술 후 첫 회진을 온 집도의는 "가능하면 몸을 많이 움직이는 것이 좋고 달리기를 추천한다"라는 간단한 말을 했습니다. 이후 운동 전문가의 트레이닝을 받을 때 "주 3회는 달려라" 하는 숙제를 받았고, 시간&자기관리 수업을 들을 때 자기계발 강사는 "운동화만 있으면 할 수 있는 가장 쉬운 운동이 달리기다, 매일 달려라!" 하며 열변을 토했습니다.

유명 작가의 책 출간 북토크를 갔을 때도 "진정한 나를 찾고 싶다면 달려라" 라는 멘트를 듣게 되고, 웹소설이 드라마화되면서 대박이 난 소설가도 강연회에서도 "무조건 운동하세요. 특히 달리기를 추천합니다.

오랫동안 앉아 있어야 하는 작가에게는 튼튼한 하체가 무엇보다 중요합니다. 글을 쓰는 동안 목디스크, 허리디스크 다 터집니다. 허리 근육을 위해서 달리세요"라는 진심 어린 조언을 들었습니다.

이쯤 되면 제가 일생의 수치로 여기며, 피하고만 싶었던 달리기라는 친구가 어떤 점이 좋은지는 알아야겠다는 생각이 들었습니다. 달리기의 좋은 점은 차고 넘쳤습니다.

달리기의 장점

1. 스트레스를 풀어주는 호르몬이 나옵니다.

회사 마라톤 동호회에서 주 2회, 한 달 정도 달려본 적이 있습니다. 숨이 턱까지 차오르는 힘든 상황인데도 이상하게, 전에 느껴본 적 없는, 짜릿하고 상쾌한 전류가 흐르는 기분이 느껴졌습니다. 분명 몸은 죽을 듯이 힘들었는데 마음속에서는 묘한 기쁨이 뿜어져나오는 느낌, 그 기분을 '러너스 하이'라고 했습니다.

달리고 일정 시간(사람마다 다르지만, 30분 정도)이 지나면, 몸의 고통을 줄여주기 위해서 우리 뇌는 아주 강력한 진통제인 '베타엔돌핀'을 마구 펌프질합니다. 베타엔돌핀은 내 몸에서 나오는 진통제와 같은 호르몬입니다. 스트레스를 해소시켜 기분 전환을 돕는 이 호르몬은 우울증까지 치료하는 것으로 알려져 있습니다.

저에게 활력을 주는 선물 같은 존재인 베타엔돌핀을 만날 수 있다는 설레는 마음을 가지고 운동화를 챙겨 신습니다.

2. 심폐기능이 강해집니다.

달리기를 하면 심장과 폐의 기능이 좋아집니다. 좀 어려운 말로, 심폐기능이 좋아지면 심박수가 감소해 고강도의 트레이닝이 가능해진다고 합니다. 그러면 내가 원하는 강도의 운동을 마음껏 조절할 수 있는 몸으로 거듭나게 되는 것이지요.

처음에는 자세를 익힌다는 생각으로 조금씩 뛰어보세요. 단, 수의하실 점은 절대로 무리해서는 안 됩니다. 처음부터 러닝을 즐기는 사람들처럼 5km, 10km를 달리겠다는 목표는 독이 될 수 있습니다. 걷다가 짧게 짧게 구간을 정해서 내 몸이 견디는 만큼씩 달려보세요. 달리는 시간을 조금씩 늘려 땀이 약간 송골송골 맺힐 정도로만 달립니다.

3. 뼈가 튼튼해져서 골다공증이 예방됩니다.

제가 5년 동안 먹어야 하는 타목시펜이라는 경구용 항암제의 성분 중에는 뼈를 생성하는 것을 차단하는 물질이 들어있습니다. 그래서 유방암 환우의 경우는 수술한 병원에서 정기적으로 골다공증 정밀검사를 하고 있습니다. 3년째 되던 해, 정상이었던 저의 골밀도 수치가 마이너스 2 이하로 급격하게 떨어져, 40대의 나이에 골다공증 주사를 맞기 시작했습니다.

그때 골다공증약을 처방해주던 집도의에게 골밀도를 올리는 방법을 물으니 "낮에 20분이라도 햇빛을 보면서 달리라"고 했습니다. 햇빛을 받으면 뼈에 좋은 비타민D가 생성되고 달리는 동안에는 뼈가 튼튼해집니다.

4. LDL 콜레스테롤 수치를 떨어뜨릴 수 있습니다.

5. 발바닥 자극이 뇌의 움직임을 촉진해 두뇌의 노화를 늦출 수 있습니다.

6. 세균, 바이러스에 맞서 싸우는 백혈구 수를 늘려 면역력을 높여줍니다.

7. 우울감이 사라집니다.

달리기 목표를 설정하는 방법

나의 걸음으로 1km가 어느 정도의 거리인지를 먼저 파악하세요. 집에서 출발해 어느 건물, 어느 위치까지가 1km인지 기억해두면 좋습니다.

1km 뛰었을 때 숨이 어느 정도 차는지 체크하며 목표를 수정해나가세요.

1주 차 : 3km 걷다가, 짧은 구간만 정해서 조금씩 뛰기
2주 차 : 1km 뛰기 (첫날에는 몸이 무겁게 느껴지지만, 횟수가 거듭될수록 가뿐해집니다.)
3주 차 : 2km 뛰기 (피로를 느끼지 않도록 강도를 조절합니다.)
4주 차 : 3km 뛰기 (시간이 늘어나 몸에 부담이 많이 갈 수 있으니, 갑작스럽게 멈추지 말고 서서히 걷거나 조깅하듯 멈춥니다.)

제가 달리기를 시작한 방법

1. 달리기 전 앞서 설명해드린 스트레칭을 충분히 합니다.

목을 숙이고 지그시 눌러준 후 돌리는 목 운동부터 시작해 팔, 어깨, 허리, 허벅지로 내려온 후 발목 운동으로 충분히 몸을 풀어주어야 갑작스럽게 근육이 경직되는 것을 막을 수 있습니다. 관절에 무리가 가지 않도록 풀어주세요. 달리기가 끝난 다음에도 한 번 더 여기저기를 늘여서

풀어주는 것을 당연한 루틴으로 생각해야 합니다.

2. 두려움을 없애고, 발뒤꿈치부터 바닥에 닿게 하세요.

먼저 '달리는 자세를 몸에 익힌다'라고만 생각해주세요. 자세만 일단 몸에 익히는 겁니다. 발 전체가 바닥에 닿는 것 같지만, 뒤꿈치가 약간 먼저 닿는다는 느낌으로 내디뎌주세요. 무릎이 보호되고, 몸에 무리가 덜 가는 느낌이 드실 겁니다. 요즘은 발목이나 무릎보호대도 다양하게 잘 나와 있으니 검색을 해보세요. 보폭은 적당히 좁게 하고 뜁니다.

3. 상체를 살짝, 10도~15도 정도만 앞으로 기울여 달립니다.

허리까지의 상체를 아주 약간 앞으로 숙였을 뿐인데 몸이 앞으로 더 쉽게 잘 나가 달리기가 쉬워집니다. 실제로 해보세요. 신비롭습니다.

4. 숨이 가빠지기 시작하면 두려워 마시고 4박자 또는 3박자 호흡을 합니다.

제가 달리기를 싫어했던 가장 큰 이유가, 달리면 숨을 헐떡이게 되는데 그럴 때마다 어떻게 호흡을 해야 할지 몰랐기 때문입니다. 숨이 차는 느낌도 무서웠고요.

하지만 지금은 숨이 차는 순간이 전혀 두렵지 않습니다. 하나, 둘, 셋, 넷 음악 시간에 세던 4분음표를 기억하면 되니까요. 4박자 동안 숨을 들이마시고 4박자 동안 내쉽니다. 머릿속을 텅 비우고 숫자를 세며 호흡을 하다보면 어느새 3km는 가뿐히 달리게 됩니다. 컨디션에 따라 하나, 둘, 셋처럼 3박자마다 내쉬고, 들이마시는 호흡도 괜찮습니다.

5. 가끔은 다리를 넓게 벌리며 힘차게 뛰어봅니다.

한강을 따라 캥거루처럼 껑충껑충 뛰어다니는 사람들의 모습은 정말 건강해보이고 참 멋졌습니다. 그들을 따라 저도 다리를 쩍쩍 벌리며 뛰어봅니다. 바람을 가르며 뛸 때의 기쁨이 느껴집니다.

6. 달린 후에는 바로 멈추는 것이 아니라 서서히 속도를 줄이면서 멈춰야 합니다.

가볍게 뛰다가 걸어준 뒤 간단한 마무리 운동을 합니다.

추천 러닝화

특정 시리즈를 추천할 수 없으니 꼭 검색해보세요. 제가 추천해드리는 브랜드 말고도 다양한 브랜드가 있어서 세상에 이렇게 다양한 운동화가 있었구나! 놀라실 겁니다. 매장에 가서 직접 착용해보면 또 다른 신세계를 느끼실 수 있습니다.

암 환우는 반발력이 뛰어난 전문가용 운동화보다는 쿠션감이 뛰어나고, 걷기부터 조깅까지 가능한 신발이 좋습니다. 체력 부담이 적고, 관절 보호가 뛰어나며, 편한 착용감을 제공하는 러닝화가 필요합니다.

온(ON) 러닝화 : 스위스 제품, 일반적인 운동화보다 가벼우면서 쿠션감이 좋아 착지 시 충격을 흡수하면서도 앞으로 쉽게 나가게 해줍니다. 미니멀하면서도 독창적인 디자인도 장점입니다. [10만 원~20만 원대]

아디다스 : 독일, 뛰어난 접지력이 큰 장점이고 젖은 노면에도 러닝이 가능하도록 설계된 시리즈가 다양합니다. [10만 원~20만 원대]

나이키 : 미국, 가볍고 쿠셔닝 기술이 뛰어난 시리즈가 다양합니다. 발을 감싸는 편안한 착용감을 제공합니다. [10만 원~30만 원대]

브룩스(BROOKS) : 미국, 쿠션이 부드럽고 내구성이 뛰어납니다. 발목과 무릎 부담이 적어 회복기 환우에게 추천합니다. 안정성이 뛰어나서 초보 러너와 무릎 보호가 필요한 러너들이 선호합니다. [20만 원~60만 원대]

뉴발란스 : 발볼이 넓어서 편한 핏이 필요하거나 부종이 있는 분들에게 좋습니다. 편안한 신발을 선호하는 러너들에게 인기가 많습니다. 반발력과 쿠션감의 균형이 우수한 다양한 시리즈가 있습니다. [10만 원~20만 원대]

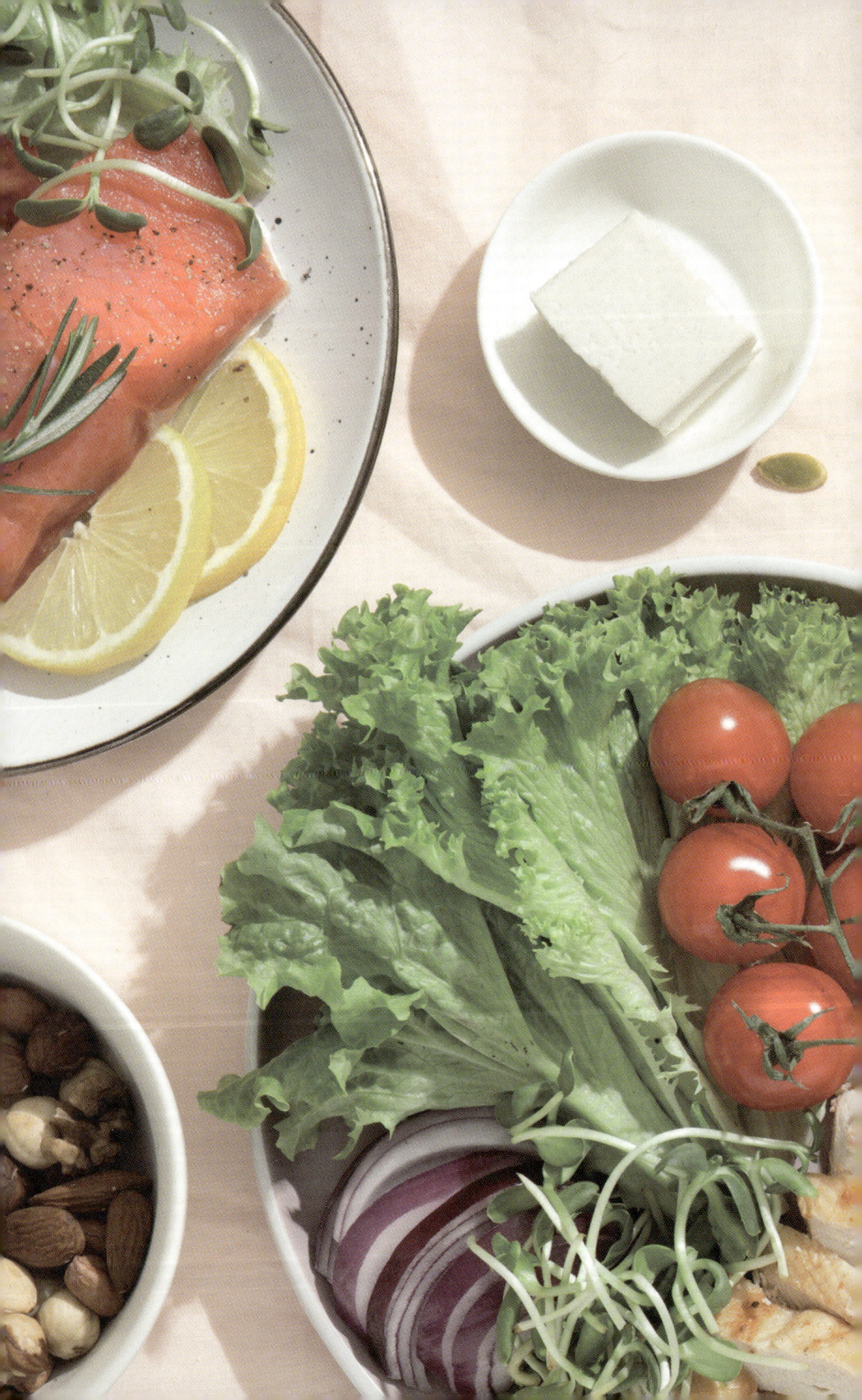

3장

전이·재발을 막는 운동

# 3-1

운동해야 암세포 증식이 억제됩니다

    수술 후 퇴원하는 날 의사는 저에게 단단히 일러줬습니다. '많이 움직이세요! 산책이라도 꾸준히!'라고 했습니다. 하지만 회복하는 데 모든 에너지를 집중해서 그런지 몸은 극도로 피곤했고, 그 핑계로 움직이지 않았더니 몸무게는 한 달 만에 5kg이 늘었습니다. 살이 찌니 마음은 더 무겁고 우울해져서 점점 더 운동하기 싫어졌습니다.

    '왜 암 환우는 운동을 열심히 해야 하는 걸까?[1]. 암 수술을 받고서도 나는 왜 좋다는 운동을 게을리하는 걸까?[2]' 매일 고민만 하다가 드디어 답을 알게 되었습니다. 책과 자료를 정리하며 [1]번 고민에 다음 결과를 얻은 것입니다.

운동이 암세포의 증식을 막을 수 있습니다.
왜냐하면, 운동할 때 몸에 엄청난 양의 산소가 들어와 면역세포를 살려내기 때문이지요. 산소는 피를 통해 온몸에 전달되고, 산소가 가득한 피를 통해 근육이 성장합니다. 산소가 근육을 단련하고, 근육이 자란 만큼 이번에는 역으로 산소가 통과하는 혈관의 길을 건강하게 만듭니다. 혈관이 확장되면 더 많은 산소가 들어오겠지요. 암세포의 증식을 억제하고 죽이는 역할을 하는 면역세포에 산소를 공급하는 것이 바로 운동의 핵심입니다. 운동을 가볍게 여겨서는 안 됩니다. 재발과 전이를 막는 우리의 어벤져스, 면역세포를 늘 마음에서 잊지 마세요. '면역세포를 위해서 오늘도 운동한다!' 생각해주세요.

침대에 누워만 있는 환자는 근육이 빠져나갑니다. 뇌가 이렇게 판단하기 때문입니다. "어? 근육을 안 쓰네, 필요 없나 봐" 하고서, 뇌는 몸에 에너지를 돌리라는 명령을 내리지 않습니다. 혈관이 줄어들고 근육이 사라집니다. 암을 극복하기 위해서는 체중을 줄이는 것 못지않게 근육을 늘리는 것이 중요합니다.

암 환우는 유산소 운동과 함께 근육을 단련하는 근력 운동을 해야 합니다. 우리가 근육을 사용해야, 뇌가 에너지를 근육에 몰아줘야겠다고 생각하게 됩니다. 뇌가 잠들어 있는 근육에 '깨어나라'라고 말하는 것이지요.

> 잠들어 있는 근육을 깨우라는 뇌의 명령은 혈관을 통해서 전달됩니다. 혈액순환이 빨라지면서, 에너지가 온몸으로 전달되는 것입니다. 뇌가 명령하는 그때, 근육이 키워지는 것이지요. 근육도 계속 사용을 해야 뇌가 '아, 이 운동을 할 때는 이 근육을 써야 하는구나' 알아차립니다. 그러니, 진단을 받은 지금부터 근력 운동을 빠짐없이 해야 합니다. 운동으로 뇌를 깨우세요.

[2]번 질문이었던 '암 수술을 받고서도 나는 왜 좋다는 운동을 게을리 하는 것인지' 이유를 생각해봤습니다.

1. 시간이 없어서	30분이라도 하자. 하루 7시간 자면 17시간이 남아. 17개 중 단 1개, 1시간이 힘드니? 그렇다면 30분을 하자. 매일 30분이라도 운동하면 한 달 뒤에는 15시간은 한 셈이야.
2. 운동하는 방법을 몰라서	운동전문가의 도움을 받자. PT를 등록하고, 유튜브 동영상을 찾아보며 따라 하자. 검색어는 유산소, 하체 운동, 근력 운동, 스트레칭, 다이내믹 스트레칭, 걷기!
3. 꾸준히 못해서	운동에 대한 간절함이 없어서 끈기도 없는 것이 아닐까? 암 환우가 된 현실을 빨리 받아들이고, 살길은 운동밖에 없다고 자신에게 계속 말하자. 운동으로 어떻게! 암의 재발과 전이를 막을 수 있는지 알게 된다면 평생을, 누가 시키지 않아도, 알아서 척척, 꾸준히 자기주도 운동을 하게 될 거야.
4. 의학적 지식이 없어서	유방암, 전이·재발에 대해 의사 뺨칠 정도의 지식을 가지고 있어야 해. 지식이나 정보를 운동과 연결지어서 하나하나 운동의 필요성을 알아야 해.

3-2

골반에 전이되는 것을 예방하는 운동

걸으며 하는 고관절 회전 운동

왜 해야 하나요?

· 고관절 기능을 활성화시켜주고, 골반뼈 근처 킬러세포들의 면역을 키워줍니다. 허벅지와 복부를 잘 쓸 수 있도록 도와주는 이 운동은 '다이내믹 스트레칭' 동작 중 하나입니다. 다리를 돌리면서 걸어주세요. 고관절 돌리기 운동(다음 페이지 사진) 후 허벅지 전체 근육이 뻐근하면 운동이 잘 된 것입니다.

다리를 한 번씩 들어서 골반을 돌릴 때마다 산소가 그곳의 암세포를 죽이고, 면역세포에 힘을 공급합니다. 골반뼈 근처 킬러세포들의 면역을 키워주는 것이 바로 고관절 회전 운동입니다. 암 PT 전문가가 강력하게 추천하는 운동이고, 암 환우뿐 아니라 예방 차원에서 일반인에게도 무척 좋은 운동입니다. 미국의 모 여배우가 유방암 위험인자 수치가 높아서 유방 제거 수술을 한 뒤 가장 많이 하는 운동이라고 했습니다. 그만큼 필수적인 운동이겠지요.

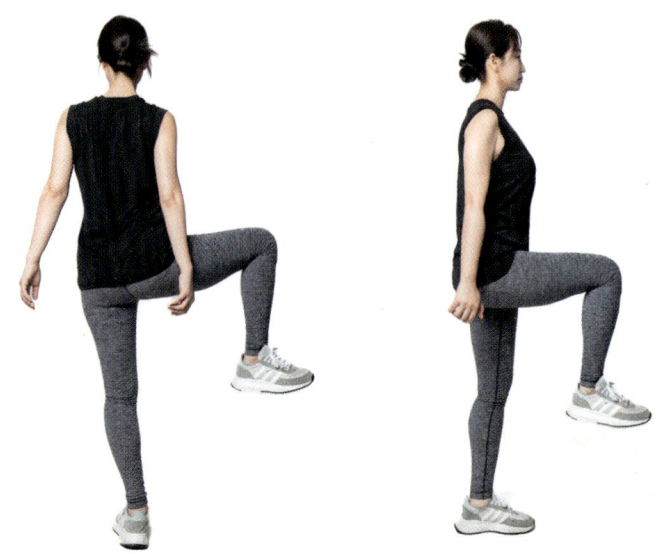

사진 모델 : 저자 오유경, 출처 : 저자 제공(이하 동일)

1. 오른발을 들어올려서 나의 정면 앞으로 올립니다.
2. 들어올린 발을 옆으로 90도가 될 정도로 돌립니다. 돌려서 끌고 옵니다. 고관절이 탁탁 걸리는 느낌이 없어야 합니다.
3. 걸으며, 한쪽 발씩 들어올려 12시,9시 방향으로 움직이며 고관절을 돌립니다. 위 1.과 2.를 부드럽게 연결하는 회전동작으로 실시합니다!

걸으며 오른손 끝-왼발 끝 만나게 하기

왜 해야 하나요?

· 골반뼈 주위 혈액순환을 원활하게 해서 면역세포의 힘을 키웁니다.

골반은 지나가는 혈관 수가 적어서 운동하지 않으면 혈액순환이 쉽게 이뤄지지 않습니다. 그러면 골반뼈 주위로 신선한 혈액이 공급되기 어렵겠지요. 만약, 암세포가 영양분이 많은 골반뼈에 달라붙었을 경우, 운동하지 않으면 골반뼈 주위로 산소와 혈액이 공급되지 않습니다. 그렇게 되면 암세포를 죽이는 킬러세포, 면역세포가 힘을 잃게 됩니다.

암세포가 뼈에 붙기 전에, 골반에 산소와 혈액을 공급해서 우리 몸의 킬러세포들을 키우는 일이 얼마나 중요한지 알아야 합니다. 미세한 세포가 언제 돌연변이를 일으켜 언제 어디서 암세포로 성장할지 모르는 일입니다. 그 씨앗이 우리의 몸에서 자라나지 않도록 매일 따라 해주세요.

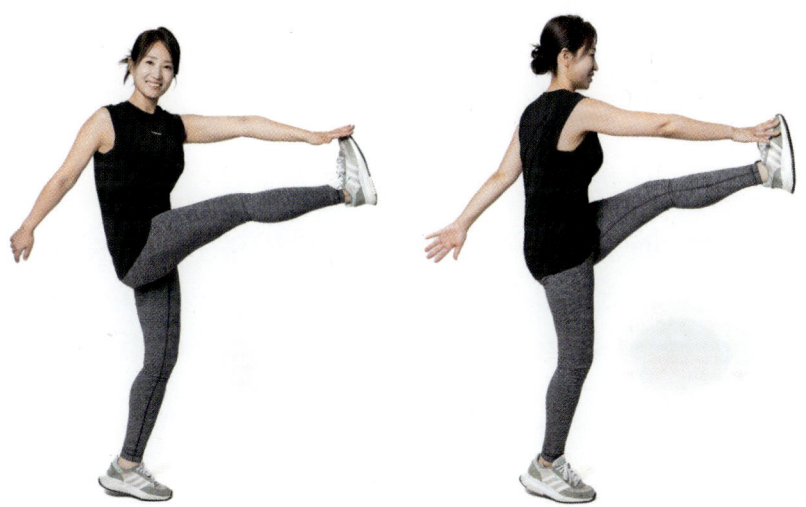

1. (주의) 허리가 무너지지 않게 복부의 힘을 사용해주세요. 허리를 펴고 걸으면서 오른손 끝이 왼발 끝에 가서 닿게 합니다.
2. 뒷다리 근육이 당기면서 스트레칭과 동시에 고관절 운동이 됩니다.
3. 왼손-오른발도 번갈아가며 합니다. 위 1.과 2.를 자연스럽게 걸으면서 실시하세요!

3-3

작은 아령으로 하는 어깨·등 근육운동

'어깨 말림' 방지해주는 덤벨 운동

왜 해야 하나요?

이 운동은 가벼운 물건을 들고 많이 반복하는 것이 좋습니다. '저중량 고반복'이라고 하는데요, 팔 근육이 부족한 사람들이나 여성 환우들은 하루 30회 이상 반복해야 근육이 활성화됩니다. 근육을 키우는 것이 목표가 아니고

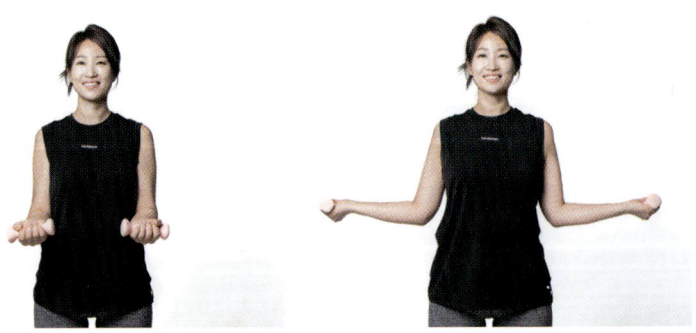

앞 근육은 펴주고, 등 근육은 당겨주는 것이 목표입니다. 이 운동을 한 뒤에, 근육을 키울 수 있습니다. 등 뿐만 아니라 어깨 후면의 회전하는 근육에도 좋습니다.

1. 0.5 킬로 덤벨을 들고 팔을 니은(ㄴ)으로 만들어 섭니다.
2. 팔을 그대로 옆으로 보냈다가 제자리로 돌아옵니다. 고정된 자세로 핸드폰을 많이 보게 되면, 쓰지 않는 등 근육은 빠져서 없어지고 등 쪽 어깨뼈인 견갑골을 잡아주는 등 근육이 줄어들면서 점점 어깨가 구부정하게 말립니다.

어깨가 굽는 외모의 변형뿐만 아니라 어깨와 옆구리에 연결된 무수한 림프샘(임파선)의 순환이 막히게 되면 전이와 재발이 일어날 수도 있습니다. 임파선의 순환을 원활하게 해서 림프의 순환이 저절로 이루어지도록 어깨, 등 운동을 해주세요.

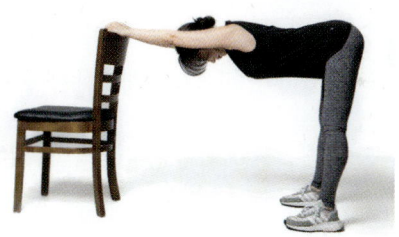

집에서 할 수 있는 등 근육 운동 세 가지

1. 봉, 의자, 싱크대 : 잡고 등의 가운데, 오른쪽, 왼쪽을 늘여줍니다.
2. 고무밴드 : 어딘가에 매달아 묶습니다. 앉거나 서서 두 팔로 당기며 견갑골을 조여줍니다.
3. 덤벨과 벤치 : 다양하게 활용한 운동을 합니다.

싱크대, 봉, 의자 잡고 어깨 근육 푸는 운동

핸드폰을 많이 들여다보는 요즘, 어깨에 있는 관절 주머니인 관절낭이 위축되어 있을 확률이 높습니다. 앞 페이지 사진처럼 가슴높이 정도의 봉이나 싱크대를 붙잡고 팔을 쭉 뻗어 몸을 숙인 뒤 어깨 근육을 늘여주세요.
가슴 앞, 어깨, 허벅지 뒤 근육을 부드럽게 해줍니다. 정면을 보고 늘렸다면, 이번에는 두 손을 살짝 왼쪽으로 옮겨서 오른쪽 어깨를 늘려주세요. 손을 오른쪽으로 옮겨 왼쪽 어깨도 늘려줍니다. 어깨가 안 좋은 분들은 손바닥으로 눌러서, 등에 힘을 주는 방식으로 스트레칭 해주세요.

누워서 덤벨 들기

1. 벤치에 덤벨을 들고 눕습니다.
   (주의) 팔꿈치 아래의 근육은 덜렁덜렁 움직이지 않습니다.
2. 덤벨을 만세 동작으로 들어올립니다. 다 들어올렸을 때는, 덤벨이 조금 내 얼굴 쪽으로 기울어져 있어야 합니다. 그래야 어깨 근육에 힘이 약간 너 실립니다.
3. 팔꿈치 아래 근육을 고정(중요)시켜서 팔뚝 힘으로 팔꿈치를 접습니다. 머리 쪽으로 두 손이 내려오게 합니다. 이때, 배에 힘을 주어서 배의 앞면만 단단하게 해주세요.

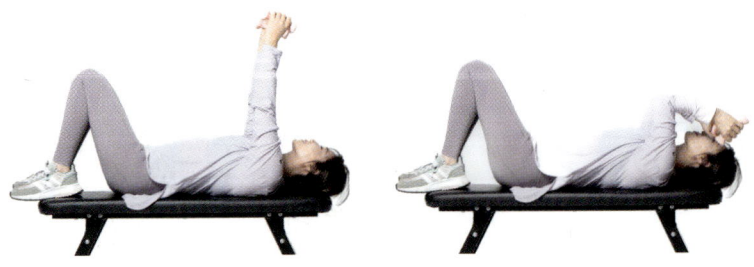

벤치에 한쪽 다리 올리고 등 근육 운동

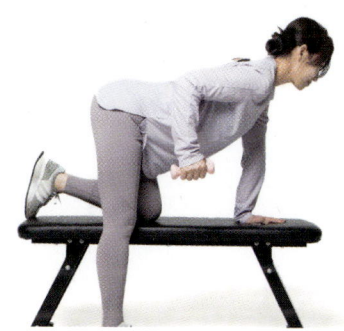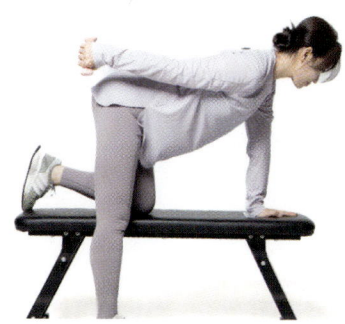

1. (중요) 버티는 팔의 날개뼈 근육에 도움을 주는 운동이라서, 버티고 밀어낼 때 힘으로 덤벨을 들어올려야 합니다. 벤치 옆에 선 뒤, 벤치에 붙은 다리를 굽혀 벤치 위에 올립니다. 이때 무릎이 앞으로 나오게 합니다.
2. 팔을 뻗었을 때 팔이 벤치와 수평이 되게 180도로 펴줍니다.
3. 구부릴 때는 어깨 ~ 팔꿈치까지의 근육은 움직이지 않습니다.
   (중요) 그래야, 어깨의 힘으로 운동할 수 있습니다.

팔꿈치를 꺾으며 덤벨 머리 위로 들어올리기

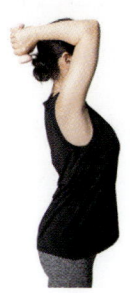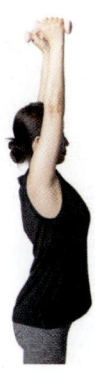

어깨에서 팔꿈치까지는 움직이지 않습니다!
손목은 시종일관 내 몸쪽, 즉 안쪽으로 꺾여 있어야 합니다!

1. 두 손으로 덤벨을 들어, 만세자세로 들어올립니다. 들어올릴 때는, 복부에 힘을 주고 흠! 소리를 내며 덤벨을 들어올립니다.
2. 숨을 내쉬며 팔꿈치를 접어 머리 뒤로 천천히 내리고 올립니다.
   반복해줍니다.

만세 자세로 머리 위로 덤벨 들어올리기

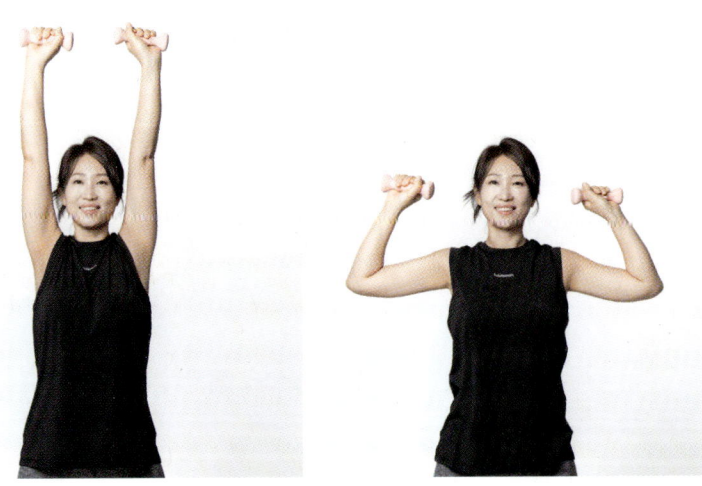

목 아래에 있는 근육을 쓰지 않고, 반드시 어깨 위쪽 근육으로 움직여야 어깨 근육과 팔 근육이 튼튼해집니다.

1. 덤벨을 들고 내 귀와 덤벨 사이에 덤벨이 하나 더 들어갈 정도로 팔을 벌립니다.
2. 천천히, 겨드랑이 아래쪽 근육을 쓴다고 생각하고 덤벨을 머리 위로 들어올립니다.
3. 덤벨이 귓불 정도에 올 때까지만 천천히 내립니다.

3-4

하루 단 5분! 스쿼트 하체운동

근육을 골고루 발달시킬 수 있는 대표적인 운동이 뭘까요? 하체에 근육의 70%가 몰려 있다는 것을 생각한다면 답은 스쿼트와 런지입니다. 엉덩이 근육은 에너지를 만들어내는 '파워 탱크'이고, 허벅지 근육을 단련해야 오래 산다는 말이 있을 정도로 허벅지 근육도 중요한데요, 이 두 근육을 단련할 수 있는 운동이 스쿼트와 런지입니다.

스탠다드(기본) 스쿼트

1. 어깨너비로 발을 벌립니다. 발바닥은 11자 젓가락 모양으로 했다가 발끝만 살짝 벌립니다.
2. 양발 뒤꿈치 사이로 엉덩이를 집어넣는다는 느낌으로 앉아주세요. 의자에 앉듯이 엉덩이를 뒤로 쑥 뺍니다. 마치 뒤에 의자가 있다고 생각하고 앉습니다.
3. 튀어나온 무릎은 발등 중앙에 오게 합니다. 무릎을 자연스럽게 벌어진 발끝 방향으로 쭉 밀어냅니다.

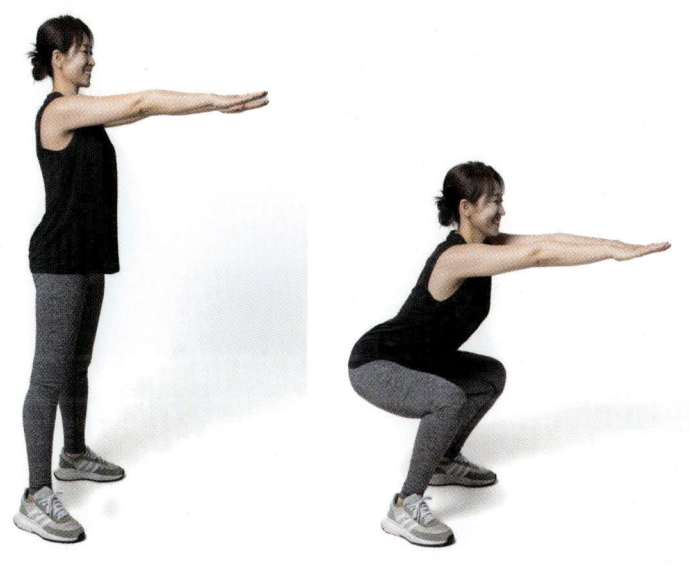

스쿼트, 런지 운동의 장점

처음에는 스쿼트를 하는 내 모습이 어색하고 불편할지 몰라도 생각 없이 매일 반복하다 보면 몸이 점점 변하는 것을 바로 느낄 수 있습니다. 런지를 할 때는 개수가 어느 정도 누적되어야, 엉덩이와 허벅지 뒤쪽 근육이 깨어나 운동을 하기 시작합니다. 그래서인지 런지를 할 때는 최소 15개 정도는 해야 제가 키우고 싶었던 근육이 자극을 받는 느낌이 듭니다. 개수를 늘릴수록 더 많은 근육이 생겨납니다. 스쿼트, 런지 운동이 특별히 좋은 점은 뭘까요?

1. 속 근육을 발달시켜서 뼈에 산소와 에너지를 공급합니다.

앞서 여러 차례 말씀드린 것처럼 뼈의 건강을 돕기 위해서는 근육을 발달시켜야 하는데요, 그중에서도 뼈에 밀접해 있는 근육인 속 근육을 반드시 단련해야 합니다.

속 근육은 우리 몸이 균형을 잡으려고 애쓸 때 특히 발달하고, 이것을 스포츠 생리학자들은 '속 근육이 깨어난다!'라고 표현합니다. 잠자고 있는 속 근육을 깨우기 위한 운동으로 모든 트레이너가 가장 추천하는 운동이 바로 스쿼트입니다.

스쿼트를 하면 주로 움직이는 근육인 허벅지 앞 근육뿐만 아니라 도와주는 근육인 엉덩이, 허벅지 뒤쪽(햄스트링), 허벅지 안쪽(내전근)이 골고루 발달하게 됩니다.

2. 엉덩이, 허벅지, 복부의 지방을 빼줍니다.

셀룰라이트는 지방에 노폐물들이 들러붙어서 만들어진 일종의 변형 세포를 말하는데요, 살이 쪘을 때 엉덩이, 허벅지, 복부의 피부 표면이 울퉁불퉁하게 변한 것을 보셨다면 그게 바로 셀룰라이트입니다. 셀룰라이트를 없애는 데 꼭 필요한 운동이 '스쿼트, 런지'입니다.

3. 체력을 키워줍니다.

그동안 안 하던 스쿼트를 시작하면 다리 근육이 땅기고 몸이 아우성을 치기 시작합니다. 몸이 이렇게 말합니다. "난리 났어. 운동이라고는 안 하던 주인님이 지금 에너지를 막 쓰고 있어! 이러다가 큰일 나겠어, 빨리 에너지 만들어!" 하면서 체력으로 이어지는 것입니다. 체력이 좋아지는 것이지요. 스쿼트를 하면 체력을 키울 수 있습니다. 몸이 이렇게 힘들어 하는 것이 스쿼트이기 때문에 한 세트를 한 뒤에는 반드시 30초 정도 쉬어줘야 합니다. 쉬는 동안 몸에 쌓인 나쁜 물질인 젖산이 없어지고 에너지가 새롭게 만들어지니까요. 꼭 30초씩 쉬어주세요.

4. 머릿속의 근심과 걱정이 사라집니다.

제가 느끼는 스쿼트와 런지의 핵심 포인트는 몸도 몸이지만 정신적인 부분에 있습니다. 천천히, 균형을 잡기 위해 애쓰며 몸을 움직이다 보면 다른 잡념이 떠오르지 않습니다. 그 순간만큼은 뇌가 휴식하는 것이지요. 가능하면 5분 이상 움직여 뇌가 충분히 쉴 수 있는 시간을 주는 것이 좋습니다.

하체 근육 키우고, 근심을 멈추게 하는 버드독 운동 (Bird-Dog Exercises)

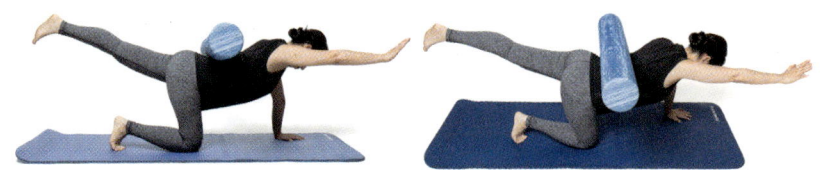

(주의) 1. 무릎이 아프면 발등을 세우지 말고, 바닥에 눕혀서 눌러주세요.
      2. 코어운동입니다. 배에서 나오는 힘을 이용하는 것이지요. 배가 힘들어야 합니다. 배가 버텨주어야 팔다리가 힘들지 않습니다. 손바닥으로 바닥을 미는 힘도 이용하세요.

1. 두 손바닥으로 땅을 짚고 테이블 자세를 취합니다. 무릎과 무릎 사이에 사과 하나 들어갈 정도의 간격을 벌립니다.
2. 등에 폼롤러(선택사항)를 올리고 떨어지지 않도록 합니다.
3. 중심을 잡고 왼쪽 다리를 뒤로 뻗으면서 반대쪽 팔인 오른팔을 들어올려 쭉 뻗어 줍니다.
4. 처음에는 5초 동안 유지하다가 익숙해지면 10초를 버티고 팔, 다리를 바꿔 줍니다.
5. 10개를 하고, 쉬어준 뒤에 다음 세트를 반복합니다

고블릿 스쿼트

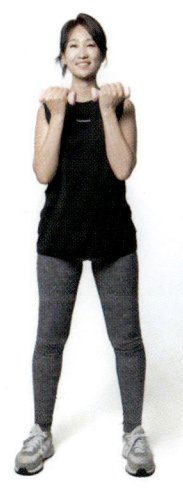 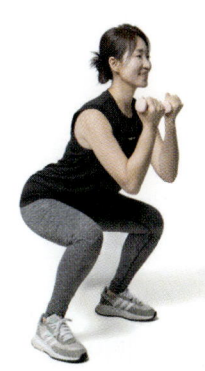

1. 두 발을 어깨너비만큼 벌린 후, 10cm 정도 조금 더 벌리고 섭니다.
2. 덤벨을 가슴 앞에 모으고 최대한 몸 가까이에 끌어옵니다.
3. 자극받는 포인트는 엉덩이입니다. 엉덩이가 많이 내려오면, 다리 뒷부분 햄스트링 근육이 자극을 받아 근육이 발달합니다.

스쿼트보다 무릎이 덜 아픈, 와이드 스쿼트

1. 기본 스쿼트 방법과 똑같지만, 발만 좀 더 넓게 어깨너비의 2배로 벌리고 섭니다.
2. 양 발끝은 10시 10분 방향으로 벌리고 섭니다. 발끝과 무릎이 같은 방향입니다.
3. 무릎이 10시 10분 방향으로 같이 쭉~ 나가지만 엉덩이는 그렇게 많이 뒤로 가지 않습니다.

3-5

10분 만에 하는 순환운동으로 체력 키우기

산책만으로는 체력이 좋아진 듯한 느낌이 들지 않았습니다. 그래서 수술 후 몸이 어느 정도 회복되었을 때 '서킷 트레이닝'을 시작해봤습니다.

준비
스트레칭을 충분히 한 뒤, 타이머 앱을 열어 '10분' 설정해주세요.

서킷 트레이닝 초보
1. 10가지 동작을 딱 한 세트만 합니다.
2. 한 동작은 '50초' 동작과 동작 사이에 쉬는 시간은 '10초'입니다. 한 동작에 1분! 10분에 한 세트를 마무리합니다.

익숙해지면 매일 2라운드 하기
1세트를 '1라운드'라고 합니다. 1라운드를 10분 동안 한 후 3분 쉽니다. 2라운드를 한 번 더 합니다.

1

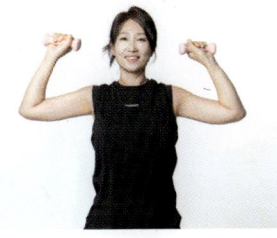 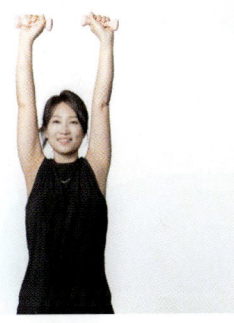

사진 모델 : 저자 오유경, 출처 : 저자 제공(이하 동일)

서킷 트레이닝은 몸 전체를 움직이는 순환 운동입니다. '10분 동안 10가지 동작'을 짧게 하는 운동으로 체력을 키우고 싶은 모든 분에게 도움이 됩니다. 다음 동작들은 특히 암 환우들에게 최적화된 동작들을 모았습니다. 제가 소개하는 동작 외에 다양한 서킷 트레이닝의 예시가 유튜브에 있습니다. 지겹지 않도록 매일 다양한 동영상을 찾아보면서 서킷 트레이닝을 나만의 하루 루틴으로 만들어보세요.

1. 덤벨을 들고 양팔을 벌린 후 귓불 부분에 위치시킵니다.

2. 팔을 위로 쭉 뻗어주며, 덤벨과 덤벨 사이에 '덤벨 하나가 더' 들어갈 정도의 틈을 줍니다.

3. 천천히 내리고 올립니다. 속도가 빠르면 안 됩니다. * 10초 쉽니다.

2

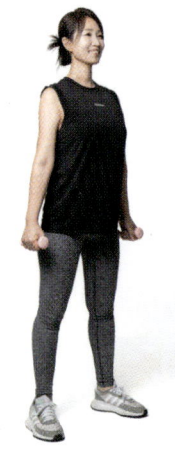 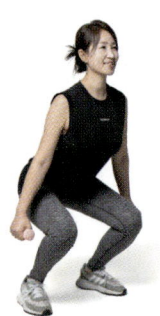

덤벨 든 양손을 자연스럽게 옆으로 늘어뜨리고, 스쿼트를 합니다. * 10초 쉽니다.

3

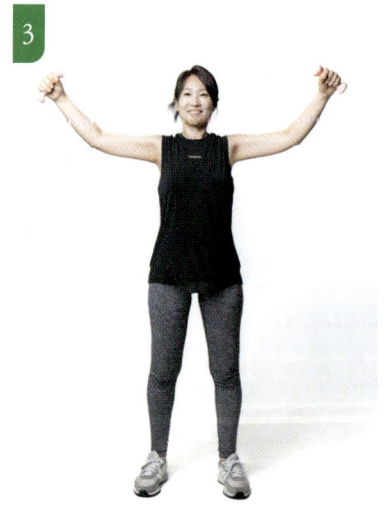 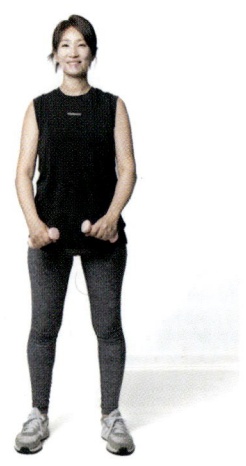

덤벨을 든 양팔을 옆으로 벌리고, 귀까지 들어올립니다. 어깨 상부 운동에 도움이 됩니다. * 10초 쉽니다.

4

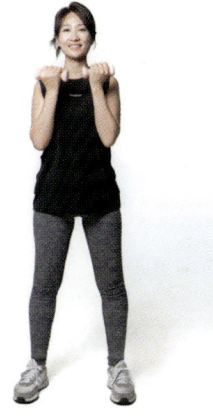 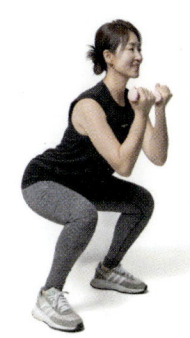

덤벨을 가슴에 모으고 스쿼트를 합니다. * 10초 쉽니다.

5

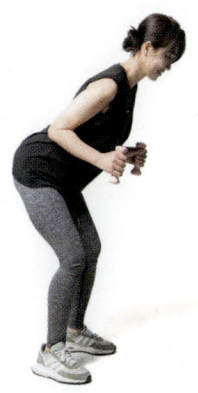 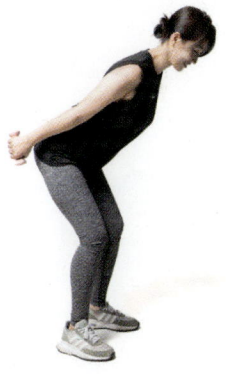

무릎을 살짝 구부리고 팔꿈치 위쪽은 고정합니다. 팔꿈치 아래쪽을 움직여서 뒤로 멀리 보냅니다. * 10초 쉽니다.

6

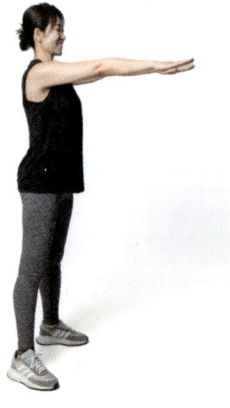 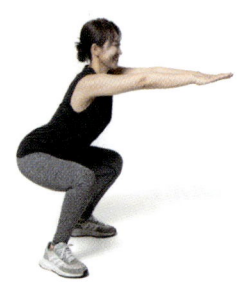

스쿼트나 런지를 해줍니다. * 10초 쉽니다.

7

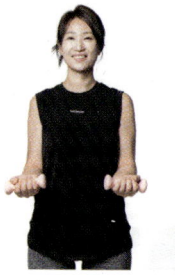 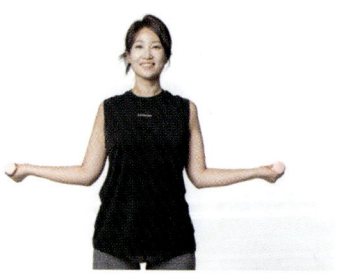

덤벨을 들고 팔을 니은(ㄴ) 모양으로 한 후 양쪽으로 벌립니다. * 10초 쉽니다.

8

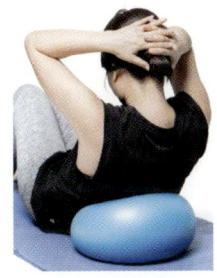 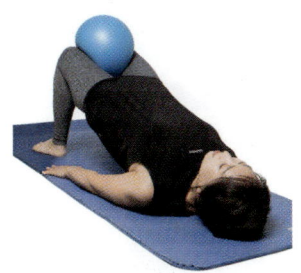

50초 복부운동을 합니다. * 10초 쉽니다.

9

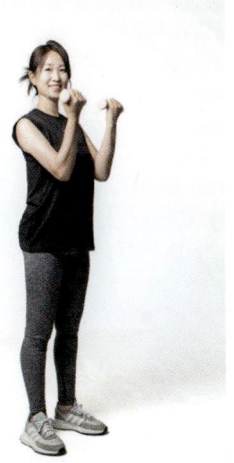 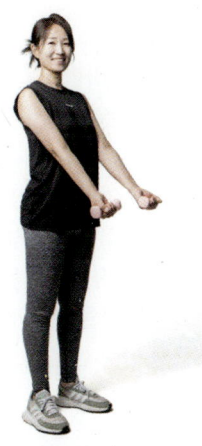

여성들도 알통 근육(이두근)을 발달시켜야 합니다. 팔꿈치 통증을 예방하기 위해서입니다. 이 동작을 많이 해주셔야 나이 들어가는 동안 팔꿈치가 덜 아픕니다.

양팔을 벌렸을 때, 팔이 휘어진 분들은 특히 이 동작을 많이 해주세요. 양손 덤벨을 몸 앞으로 들어올리며 팔을 접었다 폈다 하면 됩니다.
 * 10초 쉽니다.

10

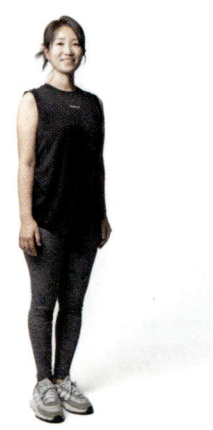 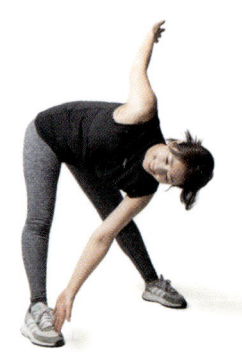

비가 와서 바깥에 나가 유산소 운동을 할 수 없을 때 주로 이 동작을 합니다. 가볍게 뛰듯이 하는 것이 포인트입니다. 엉덩이를 뒤로 살짝 앉는 자세를 취해도 좋습니다.
허리를 숙여 오른손 끝과 왼발 끝이 만나게 합니다.
다리를 벌릴 때는 가볍게 뛰면서 다리를 벌립니다.
하늘 높이 뛰듯이 반듯하게 섭니다.
바로 반대쪽을 이어서 합니다.
리듬을 타며 쉬지 않고 10번 해줍니다.
 * 10초 쉽니다.

3-6

집에서 할 수 있는 기구 운동

소도구들은 운동의 강도를 조절할 수 있도록 도와줍니다. 소도구를 이용하면 운동을 더 힘들게 할 수도, 더 쉽게 할 수도 있습니다. 앞서 말씀드린 덤벨운동처럼 가벼운 것으로 많이 반복하는 '저용량 고반복' 운동을 할 수 있는 소도구는 소근육 활성화에도 도움이 됩니다. 가격도 비교적 저렴하니 필라테스 휠, 마사지볼, 밴드는 하나씩 구비하셔서 자주 스트레칭해주세요.

필라테스 휠에 다리를 끼우고 돌리기

왜 해야 하나요?

허벅지, 엉덩이, 허리에 좋습니다. 종아리 뒤쪽 근육인 햄스트링을 풀어줘서 순환이 잘 되도록 도와줍니다. 하체와 몸통의 유연성을 키우기에 좋습니다.

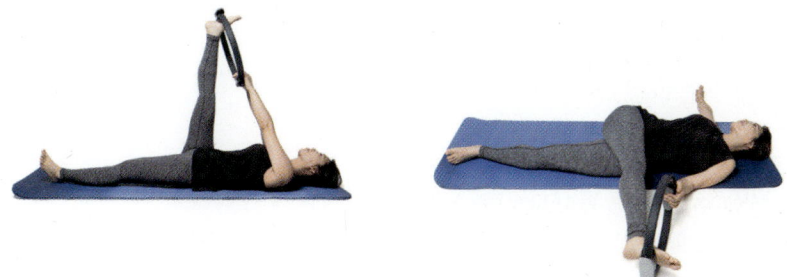

사진 모델 : 저자 오유경, 출처 : 저자 제공(이하 동일)

1. 누워서 필라테스 휠을 다리 사이에 끼웁니다.
2. 휠에 다리를 걸고 오른쪽, 왼쪽으로 넘깁니다.

선 자세에서 다리 스트레칭

왜 해야 하나요?

마찬가지로 종아리 뒤쪽 근육을 늘려주어 순환을 돕습니다. 발끝을 좀 더 몸쪽으로 당기려고 해보세요. 발목까지 스트레칭이 됩니다.

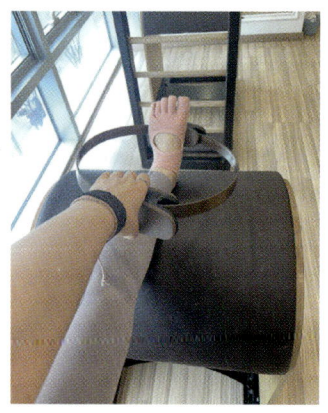

1. 책상 정도 높이(사진은 필라테스 기구 바렐)에 다리를 90도로 올리고 섭니다.
2. 휠을 발바닥에 끼운 뒤 두 손으로 잡아 당깁니다.
3. 휠을 오른쪽, 왼쪽으로 옮기며 다리 뒤쪽 다양한 부위를 스트레칭합니다.

마사지볼로 발바닥, 엉덩이 풀기

왜 해야 하나요?

발바닥의 피로를 풀어주고 족저근막염을 예방할 수 있습니다.
손에 쏙 들어오는, 단단하고 작은 마사지볼을 매일 굴려주세요. 발바닥과 엉덩이를 풀기에 아주 유용하고, 저렴한 가격에 구입이 가능합니다.

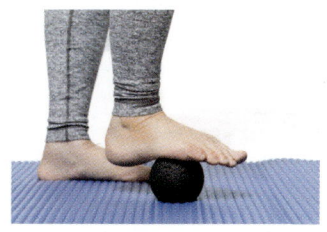

1. 벽을 짚고 서서 발바닥에 볼을 놓고 지그시 밟습니다. 발바닥 곳곳을 지압합니다.
2. 발바닥으로 둥글게 볼을 굴려줍니다.
3. 특히 발바닥의 가운데 움푹 들어간 부분을 집중적으로 마사지합니다.

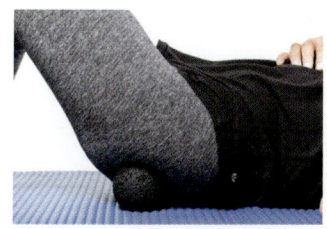

왜 해야 하나요?

엉덩이 근육을 풀어주고 허리 질환통증을 줄이는 데도 효과가 있습니다. 반복할수록 뭉친 곳이 풀려 시원함을 느낄 수 있습니다.

1. 누워서 한쪽 엉덩이에 볼을 깔고 굴려줍니다. 반대쪽 엉덩이도 마사지합니다.
2. 처음에는 뭉친 근육으로 인해 많이 아플 수 있지만, 근육이 풀리면서 시원해집니다.

밴드

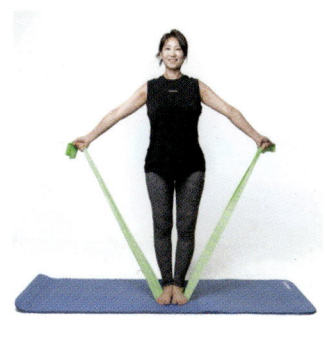

왜 해야 하나요?

두 발로 밴드를 밟고 서서 양손을 옆으로 쭉 늘리며 밴드를 잡아당깁니다. 밴드는 색깔별로 탄성이 다릅니다. 운동 강도를 조절할 수 있으니 빨강, 파랑, 노랑 등 다양한 색상을 사용해보세요.

* 밴드 운동은 온라인상에 다양한 동영상이 많습니다. 참고해주세요.

트램펄린

왜 해야 하나요?

실내에서 하기 좋은 유산소 운동이고, 관절 건강과 내장지방 태우기에 좋습니다. 트램펄린에 올라서기만 해도 몸이 균형을 잡으려고 애를 쓰기 때문에 관절이 긴장하게 됩니다. 관절 건강에 도움이 많이 되겠지요. 내장지방을 태우는 방법으로 트램펄린만 한 것이 없습니다. 비가 오거나, 추워서 바깥에서 운동하기 힘든 날에는 집 안에서 트램펄린으로 유산소 운동을 합니다.

1. 타이머를 3분을 맞추고, 다시 3분 뒤에 3분을 맞춥니다. 총 4개를 맞춥니다.
2. 트램펄린에 올라갑니다. 앞을 보고 빠르게 걷는 자세로 3분을 걷습니다.
3. 알람이 울리면 90도로 몸을 돌려서 또다시 3분을 걷습니다.

4개의 알람에 따라 동작을 모두 마치면 트램펄린 위를 걸으면서 한 바퀴 돈 셈입니다. 타이머를 3분씩 4번 맞추면 총 12분입니다. 가볍게 걸어보세요.

3-7

운동계획표 짜는 법

운동 계획을 짤 때 **고관절을 풀어주고 강화시키는 운동은 반드시 넣어주는 것이 좋습니다.** 암이 만약 재발한다면 같은 곳에 재발할 확률이 높을 것 같지만, 통계를 보면 그렇지 않은 경우가 많습니다. 처음 위치와 상관없이 멀리 있는 장기에서 많이 재발하고, 그중에서도 뼈로 가장 많이 전이됩니다.

전이의 70%가 뼈 전이로 온다는 통계도 있습니다. 그러면 손가락뼈 같은 작은 곳에 전이가 일어날까요? 아닙니다. **'큰 뼈'로 옵니다. 우리 몸을 지탱시키는 큰 뼈인 척추, 골반, 어깨, 엉덩이에 뼈 전이가 일어납니다.**

뼈에 전이가 되면 많은 환우가 너무 아파서 운동을 잘 못하신다고 합니다. 그러니, 전이가 되지 않도록 무엇보다 운동을 열심히 해야 합니다. 지금 암 진단을 받은 환우들은 선택권이 없습니다. 운동은 우리에게 취미가 아닌 '치료'이기 때문입니다.

운동계획표 짜는 법

1. 운동하기 전에 계획을 짜고 시작합니다. **시간을 짧게 쪼개주세요.**
2. **오늘은 어떤 근육**을 단련할지 생각해보세요.
3. 햄스트링으로 부위를 정했다면 운동할 때도 '햄스트링을 내가 충분히 펴줬나?' 체크합니다.

아래 표를 보시고 나만의 운동으로 어떤 것을 할지 매일매일 적어보세요.

시간	운동
5분	몸을 풀어주는 유연성 스트레칭 ('2-1', '2-2', '2-3', '3-6')
10분	다이내믹 스트레칭 ('3-2')
15분	상체('3-3')
15분	하체('3-4')
10분	코어('1-6')
10분	유연성 운동('3-2', '3-5')
20분	유산소 운동('2-5', '3-6')

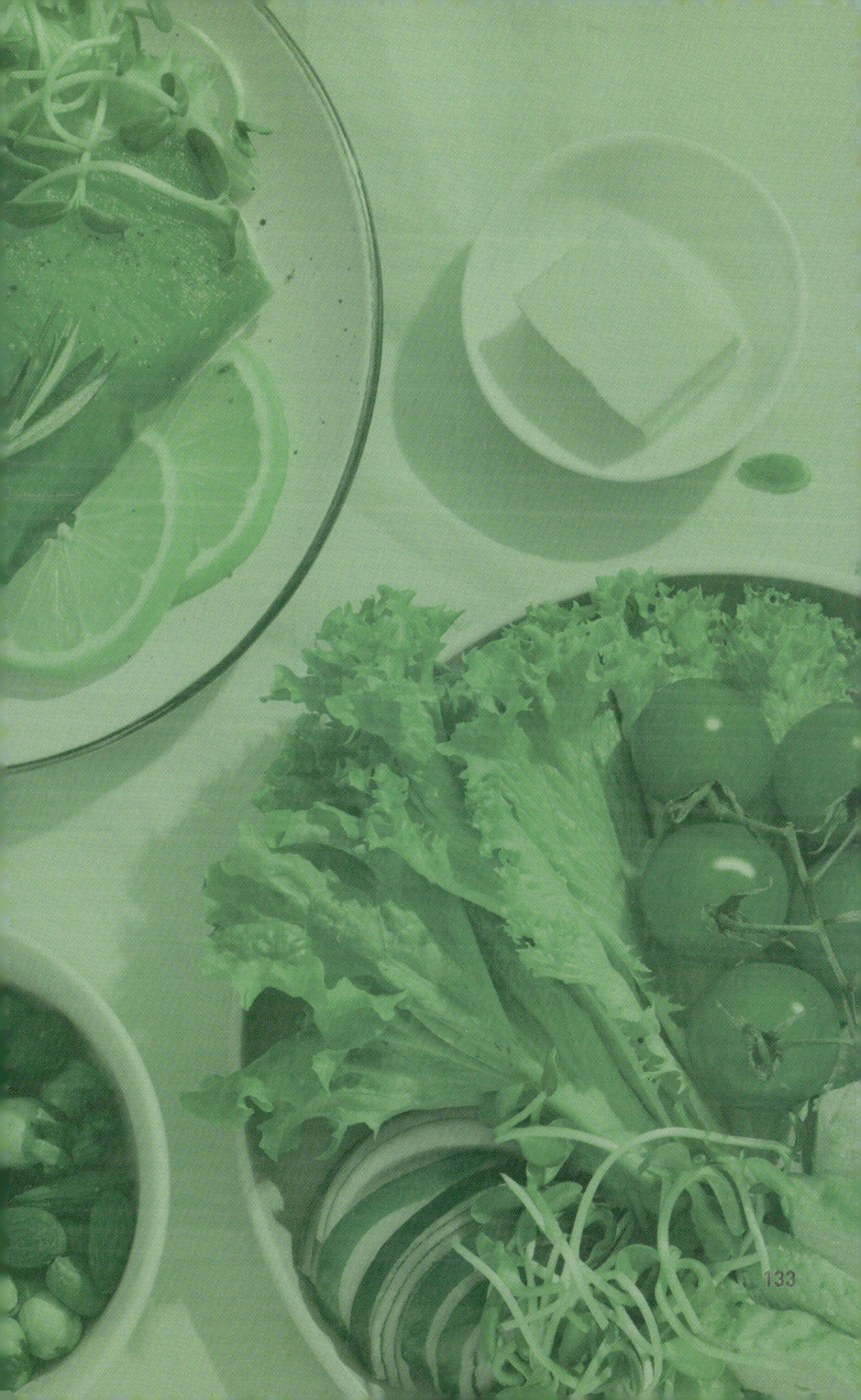

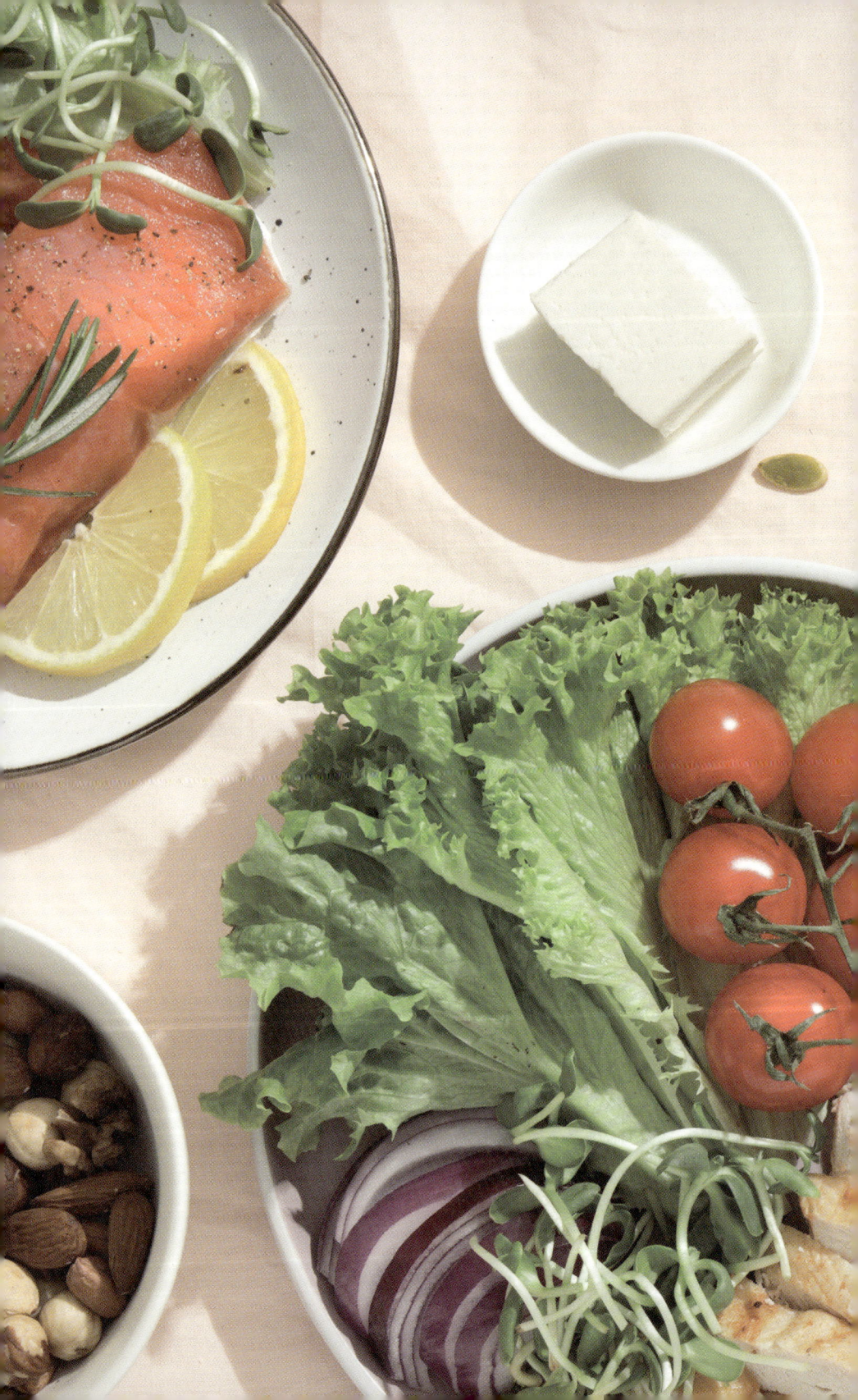

4장

암을 이기는 식습관

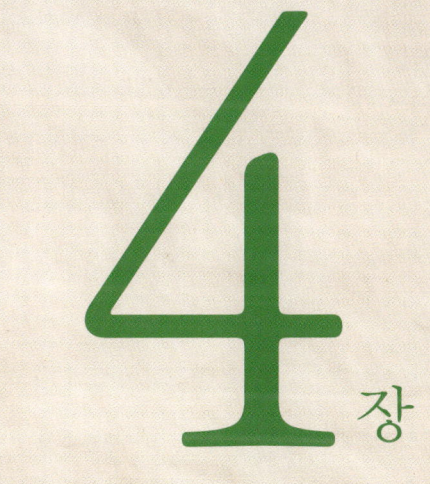

방사선치료에 들어가기 전 의사 선생님을 만나 주의사항을 들었습니다. "일반적으로, 수술하면 회를 안 드시는 게 좋다고 합니다. **방사선치료가 시작되면 회는 '절대' 드시지 마세요.**" 의사 선생님 조언을 문자 그대로 해석해서 '그렇다면 치료 전까지는 회를 먹어도 되는구나! 생각하고 방어철이던 12월에 방어회를 많이도 먹었습니다.

방사선치료 1주일 전. 갑자기 양쪽 수술 부위에 작고 빨간 종기가 올라오기 시작했습니다. 피부과에서 처방해준 하루 30알의 약을 비웃듯 붉은 반점들은 점점 번져갔습니다. 긁지 말라는 의사의 경고도 낮에는 간신히 지켰지만, 어설프게 잠이 깬 새벽에는 저도 모르게 본능적으로 긁게 되었습니다. 시원함은 잠시고 곧바로 종기 부위가 부어오르면서 열감이 느껴지기 시작했습니다.

배로 번져가더니 일주일 만에 기어이 옻나무 옻이 오른 것처럼 새빨간 점으로 뒤덮였습니다. 피부과 협진을 했더니 '**급성 유방암**'이 의심된다며, 간단한 마취를 하더니 종기를 칼로 째고 조직을 떼어내 암 조직 검사를 했습니다. 순탄한 과정이 없었습니다.

조직 검사 결과 알러지로 판명되고 2주가 지나 몸이 정상으로 돌아오긴 했지만, 수술 직후 회를 먹어서 생긴 끔찍한 경험을 잊을 수가 없습니다. **매 순간 먹는 음식이 얼마나 중요한지, 조직 검사까지 해가면서 깨달은 일생일대의 사건이었습니다.**

이후 음식을 먹을 때는 이 음식이 몸에 들어가면 어떤 반응을 일으키고, 어떤 좋은 역할을 하는지 촉각을 곤두세우고 관심을 가지기 시작했습니다.

그러던 중, 면역 치료를 위해 요양병원에 입원했을 때 저보다 어리던 23세, 30세, 36세의 환우를 만났습니다. 당시 코로나 검사를 하고 들어가야 해서 입구에서 주민등록번호를 적으며 서로의 나이를 알게 되었는데, 2층 고주파실에서 다시 다 같이 만나게 되어 친분을 갖게 되었습니다.

고주파 치료실에 들어가며 간호사에게 젊은 환우들을 보면 가슴 아프다고 하니, **오늘만 벌써 20대 암 환우가 3명째라고 했습니다. 믿기지 않았지만, 위암, 대장암이라는 진단명까지 듣게 되니 '20대 초반의 그들이 음식을 해먹기가 쉽지 않을 텐데 얼마나 막막할까?'** 하는 생각이 들면서 두 딸의 모습이 겹쳐졌습니다.

나의 아이들은 건강하게 잘 자랄 테지만, 암을 예방하고 건강을 지킬 수 있는 음식이 무언지 알려줘야겠다는 생각이 마음속에 강하게 자리 잡기 시작했습니다. 그때부터 음식에 대한 노하우와 집밥 레시피를 정리하기 시작했습니다.

4-1

왜! 외부 음식을 끊고, 집밥을 먹어야 할까요?

전이와 재발을 막기 위한 방법으로 면역 치료 다음으로 할 수 있는 가장 중요한 것은 건강한 집밥을 먹는 것이라고 생각합니다. 외식과 배달 음식을 자제해야 하는 이유를 4가지로 정리해봤습니다.

농약, 항생제, 성장촉진제

살충제와 제초제 같은 농약성분이 발암물질인 것은 모두가 알고 있습니다. 외식을 할 경우 제대로 세척을 해서 농약을 제거했는지 알 수 없습니다. 육류의 경우 사람의 몸에도 해로운 항생제, 성장촉진제를 먹인 고기는 피하는 것이 좋지만 외식을 하게 되면 어떤 육류를 사용했는지 알기 어렵습니다. 일반인들이 음식을 가려먹지 않으면 암이 유발되기 쉽지만, 암 환우에게는 소량의 농약, 항생제라도 치명적일 수 있습니다.

트렌스지방

기름은 공기와 닿는 순간 '산패된다, 썩는다'라고 합니다. 기름이 수소화되는 과정에서 트렌스지방이 생겨나는 것인데요, 산패를 막기 위해 저렴한 기름인 트렌스지방을 포함한 기름을 만들어냈습니다.

이런 트렌스지방은 혈관에 쌓여 염증을 유발하고 심혈관 질환의 위험을 높입니다. 나쁜 콜레스테롤이라고 하는 LDL 콜레스테롤 수치도 높입니다. 과잉섭취하게 되면 간에 무리가 가게 되고, 대장에서는 트렌스지방이 균과 결합해 발암물질로 바뀌기도 합니다.

외식과 배달음식이 안 좋은 점은 이런 나쁜 기름을 사용하기 때문입니다. 길거리 푸드트럭에서 튀김을 파는 경우 '쇼트닝'이라고 커다랗게 적힌 통을 들어 작은 식용유통에 나누어 담는 것을 흔하게 볼 수 있습니다. 싸고, 쉽게 상하지 않고, 더 바삭하게 튀겨지는 쇼트닝 같은 기름을 외식업체들은 마다하지 않을 겁니다.

쇼트닝은 트렌스지방이 많이 함유되어 있어서 암 환우들이 가장 피해야 할 기름입니다.

기름의 재탕

식당에서는 한 번 사용한 기름을 여러 번 사용하기도 합니다. 공기 중에 노출되어 산패된 기름을 여러 번 사용할 경우 지방이 산화되어 몸에 해로운 작용을 합니다. 혈압이 상승하고, 혈관염증이 증가합니다. 재탕한 기름 성분은 림프와 신장 기능에도 안 좋은 영향을 미친다는 것을 책에서 본 순간 외식은 정말 조심해야겠다는 생각이 들었습니다.

'재사용하는 기름, 산패된 기름'으로 검색을 해보면 뉴스 헤드라인으로 '재사용 기름, 암세포 전이 촉진' 등의 기사를 쉽게 검색할 수 있고, 논문을 기반한 다양한 정보들을 찾을 수 있습니다. 가능하면 외식하지 않는 것이 좋지만, 어쩔 수 없이 외식해야 할 경우에는 가능하면 기름을 많이 사용하거나 튀긴 음식보다는 삶고, 데치고, 조린 음식을 먹는 것이 좋습니다.

화학조미료

음식점은 이윤을 추구해야 합니다. 건강한 맛내기를 하는 음식점도 많지만, 손님이 좋아하는 맛을 내기 위해, 집밥에 넣는 것보다 더 많은 양의 설탕과 화학조미료를 어쩔 수 없이 넣는 경우가 많습니다.

설탕과 화학조미료는 대표적인 킬링 푸드입니다. 특히 흰설탕은 면역기능을 저하시키고 암세포 성장에 영향을 미칩니다. 하지만, 우리 혀는 이런 음식을 아주 좋아하고, 심지어 안 먹으면 구미가 당기게 식욕호르몬을 분비해서 찾아 먹게 만듭니다. 뇌에 이미 그렇게 세팅이 되었기 때문이지요. 뇌에서 명령하는 '식욕'을 다스리고 '외식은 가능하면 하지 않는 것'으로 뇌를 리셋해주세요.

특히나, 재발과 전이가 가장 많이 일어나는 3년 이내에는 각별히 조심하시고, 적어도 5년까지는 앞의 4가지 이유를 생각하시면서 가능하면 외식하지 않는 것이 좋습니다. 그동안 건강한 집밥에 입맛이 길들여진 저는 어느새 바깥음식에 크게 입맛이 당기지 않고, 제 손으로 집에서 만들어 먹는 음식이 제일 맛있더라고요. 제가 터득한 요리법은 5장에서 알려드리겠습니다.

외식할 때 나만의 기준

1. 모든 음식은 익힌 것이 좋습니다. 날 음식인 생선회나 육회 같은 경우는 식탁에 나오기까지 무균상태로 오기가 어려워 균이 살아있을 수 있습니다. 특히 배달시켜서 먹는 음식은 더욱 날것을 조심해야 합니다.

2. 양념 음식보다는 재료의 맛을 즐길 수 있는 담백한 음식이 좋습니다. 양념이 많이 들어간 짠 음식을 즐겨 먹는 경우 위암이 발병할 위험은 보통으로 먹는 사람보다 2.7배나 높다고 합니다.

3. 튀김이나 볶음요리보다는 삼계탕처럼 삶거나, 샤부샤부처럼 데치거나, 생선조림처럼 조린 것이 낫습니다.

4. 식품위생법을 위반한 패밀리 레스토랑, 중국 음식점, 김밥, 햄버거집 음식을 먹고 식중독에 걸렸다는 뉴스를 여름마다 심심치 않게 볼 수 있습니다. 위생 상태가 깨끗한 인상을 주는 음식점을 찾아갑니다. 뷔페 음식을 먹을 때도 위의 기준으로 따져보고 골라 먹어야 합니다.

추천할 만한 외식메뉴

- 비빔밥 · 삼계탕 · 월남쌈
- 소고기 · 돼지고기 덮밥
- 샤부샤부 : 고기와 채소 위주, 칼국수 사리는 먹지 않는다.
- 로스트 치킨 : 튀기지 않고 오븐 등에 구운 로스트 치킨
- 밀가루면이 아닌 메밀면 국수
- 아보카도 · 연어 · 닭가슴살 샐러드
- 토핑을 고를 수 있는 샌드위치 : 빵은 호밀빵, 햄보다는 닭가슴살 토핑, 소스는 소금, 후추만 추가

(주의) 반드시 피하는 외식 메뉴 :
- 숯불에 겉면을 태운 고기류, 양념갈비

4-2
요리는 익히고 간하는 것, 빠르고 간단하게 요리하세요

암 진단을 받고 집으로 돌아오는 길에 당장 내일부터 하루 세 끼를 어떻게 챙겨 먹어야 할지 막막하던 순간이 떠오릅니다. 4년이 지난 지금은 재료를 다듬고, 익힌 뒤, 간을 하는 것이 요리라고 마음 편하게 생각하면서 어느새 요리 한 끼를 '휘리릭' 만들어낼 수 있게 되었습니다.

특정 재료를 고집하지 마시고, 몸에 좋은 재료들을 사서 냉장고에 채워넣은 뒤, 재료에 대한 고정관념을 버리고 여러 가지 음식에 다양하게 넣어보세요. 그것이 핵심입니다.

요리를 만만한 것으로 느껴야 냉장고에서 재료를 고르고 꺼낼 때부터 '오늘은 냉장고에서 또 누굴 불러내 볼까?' 하며 콧노래를 부를 수 있습니다.

완벽한 음식을 만들어 먹어야 한다고 생각하면, 만들기도 전에 지쳐서, 사 먹거나 한 끼를 대충 때우기 십상입니다. 간단해야 뭐든 시작할 엄두가 나고, 간단해야 자주 해 먹게 됩니다. 제가 만드는 대부분 음식은 아래 대원칙에서 벗어나지 않습니다.

요리는 1. 익히고 2. 간하는 것

조리하는 시간을 최대한 짧게 줄이는 방법은 결국 요리란 뭔가를 **1. 익히고 2. 간하는 것**이라고 쉽게 생각하는 멘탈을 유지하는 것이 가장 중요합니다.

익히기는 어려울까요? 쉽습니다. 냄비나 프라이팬을 불에 올리고 뜨거워질 때쯤 중불로 줄인 후, 올리브오일을 두르고 팬을 코팅해 재료를 넣으면 익습니다.

이제, 간을 해야 합니다. 간은 간장, 된장, 고추장, 소금을 쓰는 것입니다. 이것 외에 제가 간을 할 수 있는 것은 없습니다. 가끔 깊은 맛을 위해 약간의 액젓(멸치, 까나리), 참치액, 쯔유 소스를 추가합니다. 간장이나 소금의 양을 줄이고 액젓이나 참치액을 넣는 것이지요. 이런 장류와 소금을 음식에 맞춰 조금씩 다르게 사용하는 법을 배우면 요리가 끝납니다.

간을 하면 음식이 짜집니다. 그대로 먹을 수 없습니다. 그래서 단맛을 추가합니다. 설탕은 가능한 한 쓰지 않고, 요리 엿이나 약간의 올리고당, 양파 같은 단맛을 내는 채소를 택해서, 살짝 단맛을 가미해줍니다. **1. 익히고 2. 간하고 3. 맛을 내는 데** 많은 재료, 많은 소스를 넣을 필요가 없습니다.

"맞아, 요리란 정말 이렇게 간단한 것이었어"라고 중얼거리며, 음식을 만드는 것에 자신이 없는 사람들도 쉽고 간단하게 따라 할 수 있는 방법을 생각해봤습니다.

5장에서 소개해드릴 조리법도 복잡하거나 필요 없는 절차는 다 뺐습니다. 위 3단계 절차를 심플하게 반영했습니다. 그러다 보니 4단계로 설명이 끝나는 4줄짜리 레시피들이 많았습니다.

예를 들면 이런 것이지요. 고기나 해산물 볶음요리를 한다면 1. 고기나 해산물을 먼저 넣어서 익히고, 2. 간장류, 고추장, 고춧가루, 요리엿으로 간을 맞추고, 3. 단맛 나는 양배추나 양파 같은 채소를 넣어서 볶아줍니다. 4. 불을 끄고 참기름과 통깨를 뿌립니다.

재료에 대한 고정관념 버리기

어떤 음식을 할 때 특정 재료가 반드시 필요하다는 '재료에 대한 선입견'을 버려야 합니다. 한 가지 재료가 생각지 못했던 다양한 음식에 쓰이게 되면 멀티 플레이어 역할을 할 수 있습니다.

예를 들면 이렇습니다. 카레 포장지 뒷면에 있는 '만드는 법'이 카레를 먹는 유일한 방법은 아니겠지요. 카레 포장지에 적힌 당근, 감자, 양파, 고기가 항상 들어가야 하는 것도 아닙니다.

만약 두부를 자주 먹어야 한다면, 두부와 카레를 그냥 연결합니다. 잘게 깍두기처럼 두부를 썰어서 카레가 거의 완성됐을 무렵 넣고 조금 더 끓이면 두부 카레가 됩니다. 마파두부 같은 느낌의 새롭고 맛있는 한 끼가 완성되는 것이지요.

가지가 쌀 때는 가지를 잘게 썰어서, 돼지고기와 함께 많이 넣었고, 사과가 있으면 사과를, 토마토가 있으면 토마토를, 스파게티소스도 조금씩 넣어가며 다양하게 만듭니다. 이렇게 만들면 카레의 감칠맛도 10배는 높아지고, 질리지 않게 몸에 좋은 카레 음식을 먹을 수 있습니다.

4-3

맛있고 영양도 풍부한 집밥 키워드 양념, 설탕, 간장, 육수, 허브 다루기

집밥 노하우

간단하게 만들지만, 맛을 포기하지 않습니다. 가장 쉬운 예로, 미역국을 끓일 때 미역과 마늘만 넣었는데도 너무나 맛있는 미역국이 완성되었습니다. 방법은 이렇습니다.

> 1. 가장 중요한 과정은 미역을 불린 후, 마치 빨래판에 대고 빨래하듯이 미역을 손으로 문질러 빤다. 끈적끈적하고 미끄러운 점액질이 나올 때까지 문지른다. 이렇게 하면, 끓였을 때 뽀얀 미역 성분이 잘 우러난다. 감칠맛이 나는 것이다.
> 2. 냄비에 1의 미역, 국물용 멸치 한주먹을 넣은 망, 물을 넣는다(미역을 참기름에 볶지 않아도 된다).
> 3. 다진 마늘, 참기름, 깊은 맛을 내기 위해 국간장(조선간장)을 넣고, 센 불

> 에서 시작해 국물이 끓으면 중간 불로 줄이고 50분 동안 끓도록 내버려 둔다. (내가 끓이는 것이 아니다) 50분 뒤 망을 건져낸다.

끝입니다. 이렇게 끓이면, 마늘만 넣어도 뽀얗고 시원한 미역국을 먹을 수 있습니다. 이렇듯 음식별로 몇 가지 노하우만 알고 있으면 간단한 재료와 방법으로도 질리지 않고 맛있는 음식을 만들 수 있습니다.

중요한 건 양념

중요한 건 양념입니다. 일단, 빨간색 음식의 양념에는 간장, 고춧가루, 고추장이 거의 항상 들어갑니다. 어렵다고 느낄 수 있는 생선조림도 그렇습니다. 간장, 고추장, 고춧가루. 여기에서 향신채인 파, 양파가 들어가면 되고, 고기는 냄새를 잡아주기 위해서 양념으로 맛술(미림)을 넣습니다. 살짝 고소한 맛을 위해, 참기름을 넣고, 하얀 설탕이 아닌, 마스코바도 같은 설탕을 조금 넣어서 단맛을 조금 추가합니다. 이렇게 하면 고기 양념이 끝납니다.

설탕 대신 조청

제가 만난 5성급 호텔 쉐프님들은 설탕대신 조청을 사용하라고 합니다. 전통 방식 그대로, 쌀가루에 엿기름을 넣어 발효시킨 것이 조청입니다. 한 병의 가격도 그렇게 비싸지 않아서 올리고당이나 설탕 대신 조청을 자주 사용합니다.

암 킬링포인트 ▶ 식이섬유와 미네랄이 포함되어 있어서 소화에 도움을 줄 뿐 아니라, 항산화물질도 들어 있어서 조청은 건강에 좋은 당으로 알려져 있습니다. 조청은 뇌에 에너지원으로 쓰이는 포도당을 함유하고 있어서 뇌 활동에도 도움을 준다고 합니다.

마스코바도, 메이플시럽, 매실액, 꿀

집에서 초밥을 만들 경우 식초에 설탕을 조금 넣어야 하는데요, 그럴 때 사탕수수 원액을 바로 설탕가루로 만든 '마스코바도 설탕'을 사용합니다. 하얀색 설탕은 원당을 정제하는 과정에서 좋은 성분들이 모두 사라지고, 표백과 보존의 과정에서 몸에 좋지 않은 성분들을 넣게 됩니다. **암 킬링포인트 ▶ 마스코바도 설탕에는 사탕수수의 미네랄, 비타민이 그대로 담겨 있습니다.** 비정제 설탕이나 흑설탕, 유기농 꿀도 좋습니다.

메이플시럽은 설탕보다 당도가 높으니 설탕의 절반만 사용합니다. 단풍나무 수액을 농축하는 과정에서 만들어져 단맛과 풍미가 높습니다.

매실액은 육류와 해산물의 냄새를 잡으면서 단맛을 낼 때 사용하고, 버섯 탕수에 곁들이는 새콤달콤한 소스를 만들 때도 사용합니다. **암 킬링포인트 ▶ 차로 마실 정도로 약리효과가 좋기 때문에 단맛뿐 아니라 다양한 맛을 낼 때 사용합니다.**

암 킬링포인트 ▶ 꿀에는 엽산, 철분, 비타민, 단백질, 칼슘 등이 풍부하게 들어 있어서 머리가 아플 때나 빈혈에 도움이 됩니다. 밑반찬을 만들 때 소량씩 사용합니다.

천일염과 죽염

소금 역시 정제되는 과정을 거치면서 다양한 미네랄이 파괴됩니다. 특히 가공식품에는 천일염이 아닌 정제염을 사용하는 경우가 많다는 것을 알아두세요. 과다한 나트륨섭취를 줄이고, 미네랄을 섭취하기 위해 천일염을 사용하세요.

암 킬링포인트 ▶ 죽염은 천일염을 대나무에 넣고 구워 미네랄과 영양성분이 풍부한 식재료입니다. 소금 대신 자주 사용합니다.

고춧가루와 함께 고추장

고춧가루를 넣을 때 습관적으로 고추장도 조금씩 넣는 버릇이 있습니다. 고추장은 고춧가루에 조청과 엿기름을 넣어서 만든 것인데요. 고춧가루가 들어가는 요리에 함께 조금씩 넣으면 살짝 달달하면서도 고춧가루만으로는 부족한 맛을 채워주는 역할을 하더라고요.

예를 들어, 오이를 통통통 썰어서 소금에 절여서 오이생채를 만들 때도, 고춧가루와 함께 고추장도 조금 넣습니다. 몇 방울 떨어뜨린 까나리액젓과 고추장 맛이 어우러지면서 한국인의 입맛에 딱 맞는 오이무침이 됩니다.

당근, 단호박, 고구마로 건강한 단맛 내기

오븐에 고구마를 굽다가 번뜩 생각이 났습니다. 생고구마를 칼로 잘라서 그냥 먹어보면 아무 맛이 느껴지지 않지만, 열을 가하면 완전히 다른 개체가 된다는 것이지요. 고구마를 오븐에 넣어 굽거나, 냄비에 넣고 찌면 달달한 고구마로 변신한다는 것에서 저는 단맛을 내는 포인트를 찾았습니다.

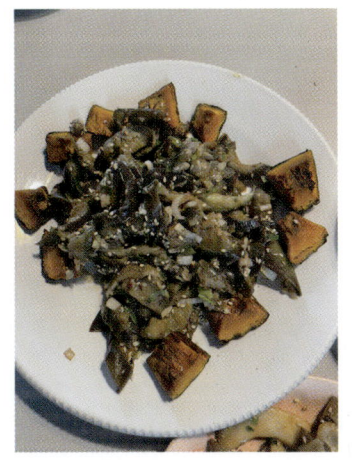 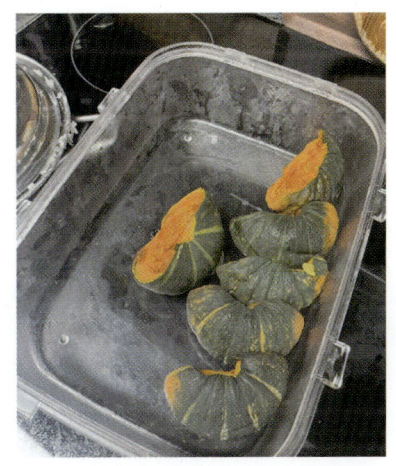

사진 촬영 : 저자 오유경, 출처 : 저자 제공(이하 동일)

단호박과 고구마를 오븐에 구워서 냉장고에 넣어두었다가 단맛이 필요한 샐러드, 볶음요리 등에 다양하게 활용합니다.

암 킬링포인트 ▶ 단호박은 껍질과 초록, 노란색으로 그라데이션되어 있는 부분에 영양분이 많습니다. 특히 소화를 돕는 성분이 껍질에 많으니 절대 껍질을 잘라서 버리지 말고 통째로 먹어야 합니다.

당근이나 양파도 열을 가하면 달달한 맛이 우러나는 채소이니 반찬을 만들거나 국을 끓일 때 자주 사용합니다.

양파 카라멜라이징

단맛을 내는 법에 대해서 더 찾아보니, 외국의 경우 단맛을 내는 방법은 양파였습니다. 양파를 오랫동안 볶아서, 갈색으로 변하게 만드는 것을 카라멜라이징이라고 하는데, 외국의 경우는 카라멜라이징한 양파를 음식 곳곳에 사용합니다. 카라멜라이징이라는 단어를 알게 된 이후부터 저는 양파에 집착하기 시작해 다양한 방법으로 활용해봤습니다.

카레를 만들 때도 많은 양의 양파를 먼저 약한 불에서 오랫동안 볶아서 갈색으로 만들어 따로 둡니다. 채소를 볶고 카레 가루를 넣은 뒤 만들어 둔 카라멜라이징된 양파를 넣습니다. 이렇게 만들면 고기를 넣지 않아도 감칠맛이 나고, 특별한 재료를 넣지 않아도 카레 수스만으로도 충분히 자연스러운 단맛에 카레의 풍미가 어우러져 맛이 있습니다.

맛을 내는 재료로 쓰는 채소, 토마토

저는 토마토를 무조건 2kg씩 삽니다. 그냥 달걀프라이도 좋지만, 토마토 하나만 썰어 넣어도 감칠맛 나는 달걀요리가 됩니다.

어느 날 불고기 위에 토마토를 올린 뒤 뚜껑 덮고 익혀봤는데요, 고기의 잡내가 사라지면서 신선한 맛이 느껴졌습니다. 국물에 배어나온 토마토의 감칠맛을 느낀 후 토마토는 만능 요리 재료라는 걸 확실히 알게 되었습니다. 고기가 들어가는 모든 음식, 반찬, 샐러드를 만들 때 토마토는 늘 함께 넣습니다.

암 킬링포인트 ▶ '5-2 토마토! 만능 연예인 슈퍼푸드'를 봐주세요.

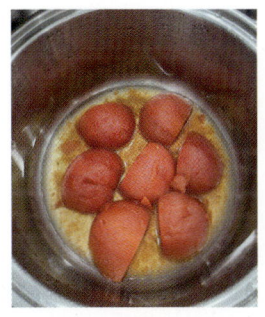 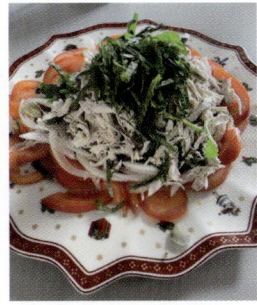 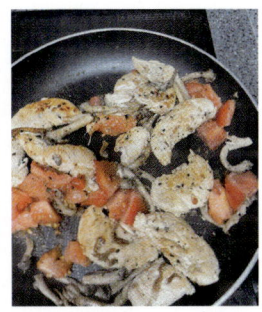

허브

암 킬링포인트 ▶ 타임, 민트는 요리 대부분에 사용하기 좋고 항암효과가 있습니다. 타임, 오레가노, 후추 등을 즐겨 사용하면 소금과 설탕을 적게 사용할 수 있습니다. **암 킬링포인트** ▶ 바질은 감기와 기침에 좋고, 로즈메리는 만성염증을 막아주고 항균작용을 합니다.

고기볶음, 해산물 요리 등 모든 육류와 생선요리에 사용해보세요. 말린 허브는 6개월 이내에 사용하는 것이 좋으니, 용량이 적은 것을 구입합니다. 말린 허브는 요리 중간에 넣고, 생허브는 요리의 마지막에 넣는 것이 좋습니다.

육수 5가지

손쉽고 간단하면서, 살짝 업그레이드된 맛을 원한다면? 육수로 요리하세요!

멸치육수

How to 만드는 법

1. 물 5리터, **멸치** 3~4줌, **무** 한 토막, **양파** 1개, **다시마** 4장, **파** 1대를 넣고 끓입니다.
2. 물이 끓으면 다시마를 건져낸 뒤 중불에서 30분 끓입니다.

(냉장고 보관 시 여름에는 1주, 겨울엔 2주 동안 보관 가능하고, 식힌 후 팩에 넣어 냉동실에 보관하면 오래 보관할 수 있습니다)

멸치육수로 만든 음식

1. 국수, 칼국수, 수제비입니다.
2. 달걀국처럼 간단한 국물요리부터 미역국, 콩나물국, 김치찌개, 순두부찌개, 된장찌개, 청국장, 뭇국 등 대부분의 국, 찌개요리에 사용하세요. **두 배는 맛있어집니다.**

고기육수

How to 만드는 법

1. 물이 끓을 때 **고기**를 덩어리째 넣으면 잡내가 없습니다.
2. 끓이면서 물에 뜨는 거품을 두세 번씩 거둬내면 국물 맛이 깔끔해집니다.
3. 잡내를 더 줄이려면 **양파, 대파, 통후추, 무 중 어느 것**이든 같이 넣어 끓입니다.

고기육수로 만드는 음식
1. 된장찌개, 김치찌개 등의 모든 국물요리입니다.
2. 갈비탕 : 3시간 찬물에 담가 핏물을 뺀 갈비를 끓는 물에 5분 익혀서 건져내고 고기육수에 넣어 중불에서 2시간 끓입니다.

채소육수
How to 만드는 법
1. **말린 버섯, 무, 양파, 대파**(뿌리 쪽 단맛이 나는 흰 부분, 동의보감에도 감기에 걸리면 파의 흰 뿌리를 달여서 먹는다는 내용이 나옵니다. 파의 뿌리 부분은 기력이 없는 몸에 기운이 돌게 하는 약효가 있습니다), **다시마**(5개 이하)를 냄비에 물과 함께 넣습니다.
2. 강불에서 시작해 끓어오르면 약불로 줄여 40분 끓입니다.

채소육수로 만든 음식
1. 달걀국, 두부국, 미역국 등 모든 국물 요리에 넣어주세요. **레벨업 된**

감칠 맛을 느껴보세요.

2. 소고기볶음, 제육 고추장볶음을 만들 때 고기가 타지 않도록 채소 육수를 넣어서 수분을 보충해 가며 익힙니다.
3. 리소토, 파스타를 만들 때 소스와 함께 넣어줍니다.

해물육수

How to 만드는 법

1. **꽃게의 집게발(생략 가능), 북어 대가리, 다시마, 멸치**를 넣고 끓여서 식혀줍니다.
2. 잡내를 줄이려면 양파, 대파, 통후추, 무를 같이 넣습니다.

해물육수로 만든 음식

1. 된장국, 미역국, 청국장찌개, 김치찌개 등 각종 찌개 요리입니다.
2. 미역, 매생이 등 바다에서 나는 재료로 만든 음식에 넣습니다. **해산물 본연의 맛을 느낄 수 있습니다.**

사골육수

How to 만드는 법

1. **뼈**를 사서, 찬물에 1시간 담가두면 불순물이 많이 나오는데 이 물을 버리고 다시 물을 받습니다.
2. 자기 전에 뼈를 찬물에 담가뒀다가 아침에 물을 버리고 뼈를 씻어

줍니다.
3. 큰 냄비에 물을 넣고 바글바글 끓인 뒤 첫 물은 버립니다.
4. 두 번째부터 뚜껑을 비스듬히 닫고 중불에 6시간 이내로 우립니다.
5. 같은 방식으로 세 번 우려낸 것을 모두 한 데 섞어서 식힙니다.
6. 소분해서 통에 넣어 냉동실에 얼려둡니다.

사골육수로 만드는 음식
1. 다진 파, 후추만 넣어서 사골국으로 먹어도 좋습니다.
2. 당면이나 국수를 조금 삶아서 넣어 먹으면 **맛집 음식**이 됩니다.
3. 떡국, 만둣국을 사골육수로 끓이면 **다른 반찬이 필요 없습니다.**

4-4

킬링 푸드를 버리고
힐링 푸드로 채우세요

암 진단을 받은 후, 당장 내일부터 어떤 운동을 해야 할지 고민하기보다는 다음 끼니부터 무엇을 먹어야 할지 걱정이 되었습니다. '내가 그동안 뭘 잘못 먹었고, 뭘 안 먹은 걸까?' 마음이 무거워졌지요. 그동안 습관적으로 먹어왔던 몸에 해로운 음식, 킬링 푸드를 끊고 몸을 살리는 기능을 하는 힐링 푸드를 먹어야겠다는 생각이 들었습니다.

생각이 정리되자마자 냉장고를 열어봤습니다. 나에게 필요한 음식인지, 내 욕심으로 먹고 싶은 음식인지 구별해봤습니다. 그동안 저의 식탐이 부른 음식과 재료들을 꺼내서 버리기 시작했습니다.

가장 먼저 고소한 풍미를 즐기며 많이 먹었던 버터를 모두 버렸습니다. 몸에 좋지 않은 지방을 많이 함유하고 있다는 것을 알았기 때문이지요. 참치캔처럼 캔에 든 음식도 버렸습니다.

다음에 정리한 킬링 푸드에 해당되는 것은 단 하나도 남기지 않고 싹 버린 뒤 힐링 푸드를 찾아 장을 보러 나섰습니다.

킬링 푸드

1. 스팸, 소시지, 색소가 들어간 주스

공장에서 만들어진 음식에는 방부제, 발색제, 화학조미료가 당연히 들어갑니다. 이런 화학첨가물은 열을 받으면 독소로 바뀌기 때문에 나를 해치는 킬링 푸드가 됩니다. 화학첨가물은 조미료, 맛소금, 방부제, 인공감미료, 식용색소, 발색제 등으로 중독이 되면 암을 유발하고, 유전자를 손상시켜 신경마비를 일으키며, 뇌신경 전달에 균형을 잃게 만듭니다. 햄, 소시지에 들어간 발색제는 구토와 빈혈을 일으키기도 합니다.

2. 프랜차이즈 햄버거

가짜음식, 정크푸드(Junk Food)라고 하는 이유를 분명히 알아야 합니다. 어떤 고기의 어느 부위를 갈아 넣은 고기인지 알 수 없고, 소금과 설탕을 지나치게 많이 사용합니다. 게다가 몸에 해로운 발색제, 방부제, 표백제를 많이 넣기 때문에 먹으면 해독하느라 너무 많은 에너지가 소모됩니다. 이런 독성음식은 오히려 먹지 않는 것이 좋습니다. 미국에서는 실제로 프랜차이즈 버거를 먹고 사망하는 사건이 24년에도 있었습니다.

3. 캔음료, 캔음식

공장에서 만들어진 참치캔의 유통기한은 2년입니다. 부패를 막기 위해 넣은 기름이 2년 동안 캔의 알루미늄 성분을 녹이면 어떻게 될까요. 몸에 해로운 물질들이 나오게 됩니다. 캔커피도 뜨겁게 보온을 시키면 마찬가지로 알루미늄 캔에서 안 좋은 성분들이 나오기 때문에 캔에 든 음료는 반드시 피하고, 유리병에 든 제품을 드세요.

가공된 통조림 자체에 방부제가 들어가기 때문에 암을 유발하거나, 신경을 마비시킬 수 있습니다.

4. 탄산음료, 색소 넣은 과일주스

콜라 캔 355mL에는 설탕이 3숟가락이나 들어간다는 사실 하나만으로 마셔서는 안 되는 킬링 푸드입니다. 한편 색소 넣은 주스는 열에 의해 비타민은 모두 파괴되고 색소와 구연산만 남아 있으니 영양적인 가치도 낮습니다.

5. 인스턴트식품, 재료의 출처를 알 수 없는 밀키트

인공감미료, 식용색소가 들어간 재료들은 구토와 빈혈을 일으키기 쉽고 암을 유발합니다.

6. 술

술은 적정량 이상을 마실 경우 중추신경계를 손상시키고, 간경화·간암에 걸릴 확률을 높입니다. 소량의 와인, 한 모금의 맥주는 그 영향이 미미할지도 모릅니다. 하지만 술을 좋아하는 사람이라면 그 한 모금이 마중물이 되어 1잔, 2잔, 1병, 2병을 마시게 됩니다.

레드와인의 경우에는 레스베라트롤 성분이 뇌에 쌓이는 안 좋은 성분을 줄여주기 때문에 알츠하이머 예방과 심장병 예방에 도움이 됩니다. 하지만 하루 1잔 이하로 마셔주세요.

7. 방부제, 표백제가 들어간 하얀 밀가루로 만든 빵, 면류, 과자, 라면

'4-8'의 하얀 밀가루의 부작용 참고해주세요.

8. 트렌스지방이 많은 쇼트닝 등으로 만든 튀김

'4-1'의 트렌스지방 참고해주세요.

9. 야식

저녁 9시 이후에 뭔가를 먹는 습관이 있다면 결코 건강해질 수 없습니다. 〈'1-5'의 내용을 다시 살펴보겠습니다〉 잠을 자지 않고 밤늦도록 깨어 있으면 어떤 부작용이 생길까요. 올빼미족이 되면 깊은 밤에 음식이 먹고 싶어지는 욕망이 폭발하기 쉽습니다. '주인님이 잠을 안 자다니! 몸이 뭔가 위험에 처할 수도 있겠어!' 뇌가 명령하고 식욕을 폭발시키는 호르몬이 다량으로 나옵니다. 음식에 대한 자제력에 고삐가 풀려버립니다. 나도 모르게 어느새 배달음식 앱을 열어 치킨을 주문합니다. 한밤에 도착한 치킨은 수면 부족으로 인한, 나의 식욕 폭발 호르몬이 주문한 것입니다. 이렇듯 늦은 시간까지 깨어 있으면 기름진 음식을 먹고 싶은 충동이 생기고, 결국 살이 찔 확률도 높아집니다.

몸에 해로운 화학물질이 쌓여가면 어떤 점이 안 좋을까요? 우선, 혈관에 염증이 생기기 쉽습니다. 혈관은 영양분, 산소, 물을 전달하는 중요한 역할을 하는데요, 킬링 푸드를 먹어서 몸에 독소가 쌓이게 되면 혈관에 염증이 생깁니다.

여기에 더해 운동까지 하지 않아 혈관이 좁아지고 막히면 염증은 더 심해지겠지요. 그러면 악순환이 시작됩니다. 몸이 영양분을 흡수하기 어려워지면 영양공급을 받지 못한 정상세포가 힘을 잃게 되는 것이지요. 여기에 환경호르몬 같은 물질들이 더해지면 정상세포는 암세포로 변하기 시작합니다. 이미 생긴 암세포는 힘이 세지게 되고요.

해독의 대표 기관인 간이 힘들어합니다. 그러면 몸이 무겁고, 피곤하고, 무기력해지겠지요. 살이 찌고 몸이 붓는 것 외에도, 심리적으로 짜증이 많이 늘기도 한다고 합니다. 좋은 음식을 챙겨 먹기 이전에, 몸에 유해한 화학물질을 넣어주지 않겠다는 각오를 하셔야 합니다.

하지만 박스 안에 나열한 킬링 푸드를 끊는 것이 어려울 수도 있습니다. 모든 킬링 푸드는 중독성이 있어 나의 혀를 유혹하는 달고, 고소하고, 기름진 것을 눈앞에 두고도 거부하는 것은 힘들 수밖에 없습니다. 하지만 혈액을 깨끗하게 하고, 간을 건강하게 만들기 위해 내 입맛을 바꿔야 합니다.

지금 냉장고에 있거나 즐겨 먹는 음식 가운데 '공장에서 만들어진, 화학첨가물이 들어간, 환경호르몬이 나오는' 킬링 푸드가 무엇인지 적어보세요. 킬링 푸드는 최대한 먹지 않겠다는 각오와 함께 냉장고에 있는 킬링 푸드는 모두 꺼내 갖다 버려야 합니다.

힐링 푸드

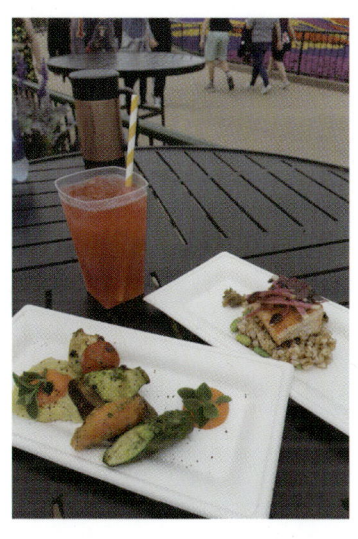

미국 올랜도 디즈니월드에서 2020년에 찍은 '길거리 음식' 사진입니다. 햄버거, 츄러스가 아닌 '비타민, 무기질, 단백질 위주로 정성껏 만든 간식'을 길거리에서 팔고 있는 모습이 놀라워 찍어두었습니다. '음식이 건강에 미치는 영향이 얼마나 큰지 잘 알고 있습니다' 라고 말하고 있는 듯합니다. 병원에서 나눠준 '암 환우에게 권장하는 식사법'의 힐링 푸드는 다음과 같습니다.

- 유기농법으로 기른 곡식, 유기농 현미밥, 다양한 색깔의 채소, 과일, 산나물
- 베타카로틴이 많은 식품 (당근, 호박)
- 섬유질이 많은 식품 (채소, 고구마)
- 콩단백질 (두유, 두부, 콩나물) 하루 1회 이상 섭취
- 요거트 같은 유산균
- 발효식품 (된장, 청국장, 김치)
- 무항생제 육류, 등푸른생선 : 암 킬링포인트 ▶ 항생제는 그 자체가 독성물질이기 때문에 항생제를 투여하지 않고 키운 무항생제 육류, 달걀을 섭취

지금부터 믿어야 할 것은 '내 몸의 재생능력'입니다. 아무것도 하지 않는 지금 순간에도 몸은 스스로 필터링을 하며 세포를 수리하고 재생시키고 있습니다. 면역력을 높이려고 안간힘을 쓰고 있는 것이지요. 이때 항산화 비타민과 항산화 물질을 많이 함유한 힐링 푸드를 먹으며 우리 몸의 자정능력을 도와주어야 합니다.

어느 유기농 매장의 제품 포장지에는 아예 '항암 오이, 항암 상추, 항암 가지'라는 이름표가 적혀 있습니다. 건강한 땅에서 자란 유기농 채소에 우리 몸을 살리는 힘이 있다는 것은 이미 널리 알려진 사실이고, 해당 매장의 홈페이지에는 이와 관련된 많은 논문이 실려 있습니다.

특히, 유기농 채소 같은 건강한 재료로 음식을 만들면 대부분 살짝 익히고, 약하게 간만 해도 맛이 있습니다.

외식할 때 샐러드를 먹으면 가끔 혀끝에 싸한 독한 맛이 느껴질 때가 있습니다. 제대로 세척을 안 했거나, 농약을 잔뜩 쳐서 키운 채소라는 생각이 들어 그런 곳은 발길을 끊게 됩니다. 가급적 내가 장 봐온 힐링 채소들로 냉장고를 채우고, 4장과 5장에 있는 레시피를 활용해 힐링 푸드를 직접 해드세요.

4-5
내 손으로 정성껏 만든 물, 하루 2리터 마시는 법

조직 검사 결과로 암이라는 진단을 받고 늦은 점심을 먹으러 병원 지하의 식당으로 걸음을 옮겼습니다. 테이블마다 작은 글씨가 빼곡한 종이가 깔려 있었습니다. 큰 병원 안에 있으면 식당 테이블마저도 이렇게 학구열이 넘치는 것인지 잠시 웃음이 나왔습니다.

헛웃음도 잠깐, 그날은 저의 왼 가슴에 이어 오른 가슴에도 추가적인 암 진단이 내려진 날이라 깨알 같은 글자를 열심히 들여다봤습니다. '의학의 아버지 히포크라테스는 물로 못 고치는 병은 약으로도 못 고친다고 했다. 물을 잘 마시는 것만으로도 이런저런 병들을 어떻게 고칠 수 있다. 근거 1, 근거 2, 근거 3 등' 통계를 바탕한 근거를 제시하고 있는 종이 한 장은 논문 한 편의 축약본 같았습니다.

물의 중요성에 대해 이야기하던 그 짧은 글을 보고 저의 온 마음이 동요하기 시작했습니다. '그동안 나는 하루에 몇 잔 정도의 물을 마셨을까?' 일어나자마자 출근하기 바빠 물 한잔을 제대로 마신 기억이 없었습니다. 아뿔싸. 출근해서 커피를 꼬박꼬박 1잔씩 마셨으니 괜찮은 걸까? 찾아보니, '커피는 몸을 더 갈증이 나게 하기 때문에 커피 1잔을 마시면 물 1잔을 꼭 추가로 마셔야한다'고 나와 있습니다. 정신이 번쩍 들며, 자리에 있던 주전자 한 통을 다 비우고 일어났습니다.

'세포=물'입니다. 세포를 구성하는 대부분은 물이고, 물을 통해 산소와 영양분을 공급받기 때문이지요. 앞서 이야기한 모든 영양소보다 '절대적으로 중요한 영양소는 물'입니다. 물을 적게 마시면 체온조절기능도 떨어지는데요, 체온 1도가 떨어지면 암세포의 활동량은 몇 배로 늘어납니다. '암은 냉증'이라는 말도 있듯이 몸이 차가워지는 것은 결코 좋은 징후가 아닙니다.

그저 물만 많이 마셔도 건강해질 수 있었겠지만, 이제 수술과 치료를 병행해야 하는 분들 또는 물로 해독을 하는 것에 관심이 많은 분에게는 **몇 가지 재료를 넣고 직접 끓인 '기능성 물'**이 큰 도움이 됩니다.

일정 기간 우리 몸 특히 림프에 쌓인 화학물질나 독소를 배출시키고 혈액 순환이 잘 되게 하려면 '좋은 물'을 마셔야 합니다. 좋은 물은 칼슘, 미네랄이 골고루 들어간 물로 우선 제가 터득한, 다양한 물을 매일 2리터씩 마시는 방법과 기능성 물을 만드는 몇 가지를 알려드리겠습니다.

물, 500mL 잔으로 하루 4번 마시는 방법

하루에 물 2잔도 마시지 않던 제가 어떻게 2리터를 마실 수 있게 되었을까요? 우선, 500mL짜리 텀블러나 물병을 준비합니다. 그리고 시간을 4덩어리로 나누어서 **'하루 4번 텀블러 비우기'를 목표로 정합니다.**

1. 우선, 아침에 눈을 떠서 가장 먼저 할 일은 양치질입니다. 자는 동안 입속에 번식한 세균 덩어리가 몸속으로 들어가지 않도록 **물 마시기 전, '반드시 양치'**를 합니다. 《뱃살을 빼야 살 수 있습니다》(구리하라 다케시 저)에서도 구강 관리를 철저히 하는 것이 다양한 질병을 예방하는 '거짓말 같은 진실'이라고 이야기하고 있습니다. 정오가 되기 전까지 물 500mL를 마십니다. 일정이 시작되거나, 출근 후에는 바빠서 까먹을 수 있기 때문에 저는 **일어나자마자 텀블러 한가득 채운 물을 마십니다.**

2. 30분 동안 아침을 준비한 뒤(500mL 마신 뒤 텀을 두는 것) 물이 없는 아침을 먹습니다. 소화가 잘되도록 식후 1시간 동안은 물을 마시지 않습니다. **낮 12시 전까지 500mL 물을 한 잔 더 마십니다.** 그러면 점심 먹기 전에 1리터를 이미 마신 것이 되고, 점심 역시 과식을 피할 수 있습니다.

3. 점심 식사 후, 텀블러에 물 500mL를 받아서 오후 6시 전까지 마시고, 집에 도착해 텀블러에 다시 물 500mL를 받아 자기 전까지 마십니다. "축하드립니다. 오늘 하루도 물 2리터를 드셨습니다."

기능성 물, 매일 2리터 마시기

비타민 미네랄 물	효능	How to 만드는 법
말린 무차	암 킬링포인트 ▶ · 칼슘이 풍부해서 뼈건강에 좋음. · 칼륨은 노폐물을 배출, 혈압을 낮춰 해독작용 · 소화효소인 아밀라아제가 풍부하고 사과보다 많은 비타민C 함유	재료 : 물 2리터, 말린 무 한 줌, 작두콩 반 줌 1. 무말랭이용 길이로 잘라 햇빛에 말린 뒤 약한 불에서 30분 동안 볶는다. 2. 작두콩 말린 것을 구입해 반 줌을 넣고 말린 무 한 줌을 넣어 끓인다.
생강청	암 킬링포인트 ▶ · 염증을 치유하고, 소화를 도움. · 관절염 완화, 혈당수치와 혈압을 낮춤. · 생강청을 물에 타서 마시거나, 우유에 넣으면 '진저라떼'가 되어 커피 대신 겨울에 마시기 좋음. · 남은 생강 찌꺼기 : 말린 뒤, 갈아서 생강가루로 요리에 사용 · 대추, 계피를 추가해 차로 끓여 마심.	재료 : 생강 4kg, 설탕 청의 단맛이 싫으면, 생강, 대추, 계피를 넣고 끓임 1. 생강 4kg을 20분 동안 불린 뒤 숟가락으로 긁어 껍질을 벗긴다. 2. 녹즙기로 즙을 낸다. 3시간을 두면 즙 아래 전분가루가 가라앉는다. 녹말가루는 따로 얼려 음식만들 때 사용하고, 윗물만 따른다. (녹즙기가 없을 경우 편으로 썰어 물 붓고, 믹서기에 간다.) 3. 설탕을 생강물의 50% 넣는다.
레몬차	암 킬링포인트 ▶ · '리모니' 성분이 간을 해독, 화학물질을 빼내 몸속을 깨끗이 함.	재료 : 물 1리터, 레몬 1조각 1. 과일 세정제를 껍질에 뿌려 레몬 표면의 농약을 깨끗하게 제거

레몬차	· 비타민C가 다량 함유되어 있어서 파손된 세포를 회복시킴.	2. 여러 번 씻어 잘라 씨를 뺀다. 3. 물에 레몬즙을 짜 넣고 마신다. 각종 스무디에 씨 뺀 레몬을 껍질 째 넣고 함께 갈아서 마신다.
양파껍질차	암 킬링포인트 ▶ · 양파는 '혈관의 청소부' · 혈관을 튼튼하게 해주고, 점막을 살리는 물 · 주황색 양파껍질에 퀘세틴이라는 해독 성분이 다량 함유	재료 : 중간 양파껍질 2개, 물 2리터 1. 양파 껍질째 씻기 2. 물을 넣고, 껍질만을 넣은 뒤 40분 중불에서 끓인다.
양배추차	암 킬링포인트 ▶ · 해독작용에 으뜸인 물 · 속이 정말 편안해짐.	재료 : 양배추 1통, 당근 2개, 양파 1개, 물 3리터 1. 양배추를 껍질째 씻어 적당히 자른다. 2. 40분 중불에서 끓인다. 3. 내용물은 모두 건져낸 뒤 물만 마신다.
건표고버섯차	암 킬링포인트 ▶ · 건표고버섯의 아미노산은 단백질로 영양적 가치가 높음. · 미네랄 보충을 위해 다시마를 넣음. · 다시마는 식이섬유가 풍부 콜레스테롤과 중성지방을 줄여줌.	재료 : 건표고버섯 물 1리터당 1개, 다시마 1개 1. 물에 건표고버섯, 다시마를 넣고 끓인 후 약불로 데우고 불을 끄고 잔다. 2. 다음 날 아침에 마신다.
뽕잎차	암 킬링포인트 ▶ · 단백질이 풍부 · 정화작용	재료 : 유기농 매장에서 파는 말린 뽕잎 보리차를 끓이듯, 뽕잎차 또는 말린 뽕잎을 적당량 넣고 끓인다.
메밀차	암 킬링포인트 ▶ · 혈전이 생기는 것을 방지 · 혈전을 풀어줘 통증이 줄어들게 함. · 어깨결림, 뻐근함을 해소시켜줌. · 주름개선 · 노화 방지에도 효과	재료 : 3.5리터 물, (초록빛, 노란빛 도는) 메밀차 2스푼 100도 미만으로 1시간~2시간 우린다. 다른 차에 비해 빨리 우러난다.

4-6

5가지 잡곡으로 지은 밥을 드세요

새우깡 대신 파프리카를 같은 크기로 잘라 먹으며 '건강한 입맛 길들이기 프로젝트'를 시작했습니다. 그중 가장 중요하게 여긴 것이 잡곡밥 먹는 습관이었습니다.

우선, 잡곡밥의 기본은 현미입니다. 현미가 소화가 잘 안될 경우, 쌀겨를 절반만 도정해 쌀눈이 살아있는 오분도미를 먹습니다. 오분도미는 칼슘, 인, 비타민, 섬유질이 많아서 장에 좋고 면역력을 끌어올려줍니다. 여기에 더해서 검은콩, 검은 쌀, 보리 등 다양한 잡곡을 함께 먹으면 현미에는 없는 또 다른 영양성분을 보충할 수 있습니다.

다른 음식을 잘 챙겨 먹기 힘들다면, 현미가 절반 이상 들어간 잡곡밥을 매끼, 조금씩, 꾸준하게 드세요. 한결 건강해진 내 몸을 만날 수 있습니다.

잡곡 불리기

현미, 오분도미, 콩 같은 잡곡을 불릴 시간이 충분하지 않더라도 1~2시간은 꼭 불려야 합니다. 위가 약하신 분들은 잡곡을 소화시키기 조금 어려울 수 있으니, 백미 또는 찹쌀을 섞어 드세요. 어떤 암이냐에 따라서 특정 곡물은 피하는 예도 있습니다. 해당하는 암과 곡물의 관계도 자료를 찾아보시고 주의할 점은 잘 파악하셔서 드셨으면 좋겠습니다.

버섯, 밤, 콩나물을 올린 잡곡밥

팥, 밤, 생표고버섯, 콩나물 등을 잡곡밥 위에 올려서 지어먹습니다. 밤이 맛있는 가을에는 밤을, 생표고버섯이 싼 날은 버섯을 넣었습니다. 콩나물도 씻어서 올려보고, 다양한 채소밥을 지어보세요. 불고기를 조금 구워서 올리면 든든한 한 그릇 음식이 됩니다.

1. 현미를 최소한 4가지의 잡곡과 함께 섞어서 밤새 불립니다.
2. 팥 2컵을 물 1리터에 넣고 덜 익었다 싶을 정도로 삶습니다. 팥 삶은 물도 버리지 않고 밥물을 맞추는 데 사용합니다.
3. 채소밥 위에 양념장을 뿌려 먹습니다.

반드시 알아둘 점

- 현미밥은 백미 밥보다 칼로리가 높다는 것을 알아야 합니다. 백미 밥을 ⅔공기 먹었다면, 현미밥은 ½공기만 먹어도 충분히 칼로리를 섭취한 것이 됩니다.
- 잡곡밥을 먹을 때는 백미 밥보다 더 오래 씹어야 합니다. 소화효소인 침과 다양한 곡물이 잘 섞여야 소화가 잘되기 때문에 천천히 오래 씹어 드세요.

잡곡밥의 매력

보리	암 킬링포인트 ▶ 항산화작용을 하는 다양한 물질이 많이 들어있습니다. 비타민B, 마그네슘, 엽산이 면역작용을 하며 세포회복을 돕습니다. 혈관과 심장을 튼튼하게 해줍니다.
현미	암 킬링포인트 ▶ 식이섬유가 풍부해서 장을 튼튼하게 해줍니다. 프로제아 성분은 암세포가 다른 곳으로 퍼지는 전이를 억제하는 막강한 힘을 가지고 있습니다. 이런 항산화 성분이 암세포 수가 늘어나는 것도 막아줍니다. 리놀렌산은 혈관을 건강하게 해주고, 현미의 단백질, 비타민은 피로를 해소시켜줘서 기력을 보충해주는 역할을 합니다.
오분도미	암 킬링포인트 ▶ 칼슘, 인, 비타민, 섬유질이 많아 장에 좋고 면역력을 끌어올려줍니다.
팥	암 킬링포인트 ▶ 각종 비타민과 철분, 섬유소가 풍부해서 피로회복에 좋습니다. 팥에도 사포닌이 있어서 혈액의 흐름을 좋게해주고 체온을 끌어올려줍니다.

율무	**암 킬링포인트** ▶ 위암 예방에 좋고, 콜레스테롤 수치를 낮추는 데 도움을 줍니다. 단백질이 풍부하고 폐, 신장, 비장의 기능을 좋게 하는 데다, 이뇨작용에도 좋아서 차로도 자주 마시면 좋습니다.
수수, 조, 기장	**암 킬링포인트** ▶ 비타민과 엽산이 풍부합니다.
콩	**암 킬링포인트** ▶ 사포닌은 항염증, 항암, 종양억제 작용을 합니다. 골다공증을 예방해주고, 콜레스테롤을 낮추는 데 도움을 줍니다. 혈당이 오르는 것을 억제하며 특히 유방암, 전립선암에 좋습니다.
귀리	**암 킬링포인트** ▶ 다이어트식에 많이 활용되며, 면역력을 높여주고 혈당 조절에 도움을 줍니다. 변비와 심혈관 질환 예방에 좋습니다.

4-7

단, 탄, 지 얼마나 먹어야 하나요?

식품군을 알아야 골고루 먹는다

4년 동안 특히 고기, 두부, 채소, 과일을 골고루 먹으려고 애썼습니다. 두부를 부족하게 먹은 다음 날은 아침부터, 저도 모르게 두부를 잘라 들기름에 두부를 굽고 있었습니다.

골고루 먹는 식습관을 키우자니 내가 먹는 식재료가 단, 탄, 지(**단백질, 탄수화물, 지방**)를 비롯한 어느 식품군에 속한 것인지 먼저 알아야 했습니다.

생각해보세요. 잡곡밥을 한 그릇 먹고, 간식으로 삶은 감자와 과일을 먹었다면 나는 골고루 먹은 걸까요? 아닙니다. 탄수화물만 섭취한 것이 됩니다. 감자, 고구마, 단호박, 바나나는 색과 모양이 다를 뿐 같은 탄수화물 식품군입니다. 그러니 세 끼에 나눠서 각각을 조금씩 배분해서 드셔야 합니다.

닭가슴살 대신 달걀이나 흰살생선, 두부를 먹어서 단백질을 채워줘야 합니다. 견과류, 오메가3, 올리브오일은 중복되지 않게 먹어 하루 중 과하게 지방을 섭취하는 일이 없도록 신경 써야 합니다. 낮에 목살을 구워 많이 먹은 날에는 저녁으로 아주 간단한 과일샐러드만 먹고 잠들 수 있도록 **전체적인 단, 탄, 지 섭취량에 대한 주도권도 내가 쥐고 있어야 합니다.**

이전에 먹었던 식사의 양, 편중된 식습관은 잊고 새로운 기준으로 나를 다시 만들어가야 합니다. 나를 처음으로 리셋한다고 생각해주세요.

아래 자료를 보시고, 같은 종류는 겹치지 않게 먹을 수 있도록 식단을 미리 계획하는 것도 좋습니다. 단탄지는 모두 필수 영양소라서 하루 중 적당한 비율을 지켜 골고루 먹어야 합니다.

한 끼에 먹는 같은 양의 탄수화물

밥 ⅓공기 = 죽, 국수 ½공기 = 모닝빵, 식빵 1개 = 감자, 고구마 중간 크기
백설기 1개 = 인절미 3개 = 비스킷 5개 = 미숫가루 2큰술

단백질

재료	고기, 생선, 해산물, 콩류, 두부, 달걀
한 끼 섭취량	한 끼 탁구공 2개 크기

지방이 적은 좋은 단백질 추천	굴 ⅓컵 = 동태 작은 거 1토막 = 건 오징어채, 새우 중간 크기 3마리 = 가자미 작은 거 1토막 = 갈치 작은 거 1토막 = 고등어 작은 거 1토막 = 물오징어 몸통⅓ = 꽁치 작은 거 한 토막 = 두부 1/5 = 낫또 작은 포장용기 1개 = 검정콩 2큰술 = 돼지고기 안심, 로스용 40g = 소고기 등심, 로스용 40g

한 끼에 먹는 같은 양의 단백질

살코기, 생선, 닭고기 한 토막
= 달걀 1개 = 검정콩 2큰술 = 순두부 ½ 봉지 = 새우 3마리

지방

무조건 먹지 말아야 하는 것은 아닙니다. **염증이 생기는 것을 막아주는 오메가3 역시 지방산**이듯 지방은 면역력을 높여주기도 합니다.

지방 역시 다양한 기능을 하기에 아래의 양 정도는 먹어주는 것이 좋지만, **많이 먹으면 각종 염증, 트렌스지방을 증가**시키므로 과하게 먹지 않도록 늘 주의해야 합니다.

한 끼에 먹는 같은 양의 지방

올리브오일 1큰술 = 참기름 1작은 술 = 땅콩 8알
잣 50알 = 호두 1개 반
오메가3 : 생선(고등어, 연어, 꽁치, 방어)
오메가 6 : 콩기름, 달걀, 유제품

비타민

'5-8 다양한 샐러드, 채소 겉절이 즐겨 먹기', '5-9 해독 스무디, 녹즙 즐겨 찾기'를 봐주세요.

> **한 끼에 먹는 같은 양의 과일군**
>
> 참외 중간 크기 = 곶감 작은 거 = 바나나, 오렌지 ½ = 사과 ⅓ = 배 ¼ = 수박 1쪽 = 토마토 작은 거 = 귤 2개 = 방울토마토 20알 = 딸기 7알 = 포도 19알 = 단감 ⅓ = 키위 1개

우유와 유제품

암 환우가 먹는 경구용 항암제는 부작용도 있습니다. 부작용 중에서도 골다공증을 심화시키는 경우 우유군을 잘 섭취해서 골다공증을 예방해야 합니다. 하지만 우유에 대해서는 논란이 많은 것이 사실이라 섣부르게 추천 음식으로 권하기는 어렵습니다.

저는 우유에 들어 있는 지방의 함량이 높아서 카페라테를 잘 마시지 않았지만, 요즘은 우유 대신 아몬드브리즈나 오트밀을 선택할 수 있는 커피전문점들이 많아서 건강에 좋은 오트밀로 변경해서 카페라테를 마십니다.

우유를 발효시킨 치즈는 칼슘의 보충을 위해 종류별로 조금씩 챙겨 먹습니다.

한 끼에 먹는 같은 양의 우유군

우유, 두유, 저지방우유 1컵
= 요플레 110g짜리 1개 = 작은 요거트 2개

콜레스테롤

우리 몸의 모든 세포는 설탕을 좋아합니다. 설탕의 주성분인 포도당을 좋아하는 것이지요. 암세포 역시 세포라서 에너지 생성을 위한 연료로 당을 사용하고 있습니다. 그러니, 설탕을 많이 섭취하는 것은 암세포가 좋아하는 일입니다.

하지만 설탕을 먹는다고 해서 암이 생기거나, 암세포 성장 속도가 빨라지는 것은 아니므로 긴장하지는 마세요. 중요한 것은 설탕, 사탕, 꿀, 젤리 같은 단순당을 과하게 먹으면 과체중, 비만이 되기 쉽기 때문에 이를 제한해야 합니다. 달달한 음식 중에서도 단순당이 많은 **암 킬링포인트** ▶ 과자, 아이스크림, 과일 통조림, 과일 주스, 유자차, 식혜, 케이크는 먹지 않는 것이 좋습니다.

앞서 말씀드린 탄수화물을 제한하는 이유도 탄수화물이 분해되면 당으로 바뀌고 몸 안에 당지수가 높아지면 몸은 혈액 속에 이를 저장하게 됩니다. 저장된 당이 바로 암세포의 먹이가 되는 것이고요.

'1-4'에서 살펴본 것처럼 지방의 증가는 암의 재발, 전이와 매우 밀접

한 관계를 맺고 있습니다. 그러니, 어떤 식재료에 어느 정도의 콜레스테롤이 들어있는지 그 함량을 잘 알고 드셔야 합니다.

음식별 콜레스테롤 함량

콜레스테롤 수치로부터 안전한 것 (콜레스테롤 50mg 이하)	- 달걀흰자, 콩, 두부, 해파리, 참기름, 들기름, 해바라기씨유, 포도씨유, 아몬드, 땅콩, 잣 - 정제된 밀가루가 아닌 통곡물로 만든 것(베이글, 잉글리쉬머핀, 식빵, 모닝빵, 비스킷) - 저지방 우유, 요구르트, 플레인요거트
51~100mg	닭가슴살, 돼지고기, 쇠고기, 조기, 갈치, 연어, 삼치, 고등어, 꽁치, 굴, 멸치, 조개, 꽃게, 문어
콜레스테롤 함량이 높은 식품, 주 1회 미만으로 섭취를 제한 (101~200mg)	새우, 전복, 미꾸라지, 젓갈류, 생크림 케이크, 도넛, 마요네즈
201~300mg	생오징어, 꼴뚜기, 장어, 버터, 카스텔라
301mg 이상	육류 내장, *달걀노른자, 한치, 대구포, 마른오징어, 명란젓

달걀노른자의 콜레스테롤 : 혈중 콜레스테롤 수치에 영향을 주지 않고, **암 킬링포인트** ▶ 달걀 노른자에는 비타민D, 셀레늄 등 반드시 섭취해야 할 영양성분이 많이 함유되어 있습니다. 삶은 달걀을 하루 1개는 드시는 것이 좋습니다(최대 하루 2개).

포화지방산 함량이 높아 몸에 좋지 않은 식품

될 수 있는 대로 먹지 말고, 엄격하게 양을 제한해서 먹을 음식

초콜릿(코코아 함량이 80% 이상 높은 것 제외)
페이스트리, 아이스크림, 우유, 베이컨, 비엔나소시지
파운드케이크, 마요네즈, 버터, 장어, 육류 내장,
삼겹살

4-8

하얀색 빵은 피하고 통곡물을 드세요

매일 아침을 빵으로 먹을 정도로 빵을 사랑했던 저는 암 진단을 받고 음식에 대해 공부하다가 밀가루의 해악에 대해서 알고 난 뒤로 고민이 정말 깊어졌습니다. 아니 절망했습니다.

먼저 밀가루에 들어있는 글루텐에 대한 이야기를 잠시 드리겠습니다. 나이가 들수록 밀가루로 만든 음식이 입에 맞지 않고 소화도 안 된다는 호소를 하는 사람도 있고, 반면에 매일 빵을 먹어도 아무 이상 없다는 사람도 있습니다.

모든 것은 선택입니다. 하지만, 하얀 밀가루를 끊으면 비만으로 고통받을 확률이 줄고 무수한 질병과도 멀어질 수 있다는 사실만은 분명합니다.

이렇게 밀가루에 포함된 글루텐이 이런 문제를 일으키는 원인이 되기 때문인데요, 글루텐이 장 속 세균을 만나면 엑소르핀이라는 알레르기 물질을 만들어 지방대사가 교란되기 시작합니다. 장에 문제가 생기면 염증이 쌓이게 되고 면역력이 떨어집니다. 속이 더부룩하고, 관절이 아프거나, 두통, 가려움증이 나타나는 부작용이 생길 수도 있습니다. 그럴 경우, 글루텐이 들어가지 않은 글루텐프리 빵, 파스타, 만두 등을 드시는 것이 좋습니다.

밀가루의 글루텐이 소화를 방해하고, 장에 안 좋은 영향을 끼치는 것도 모자라 하얀 밀가루는 배로 수입되는 과정에서 부득이하게 상하지 말라고 방부제와 화학제품을 넣을 수밖에 없다고 했습니다. 하얗게 표백된 밀가루는 독성을 품고 있어서 해독하는 데 몸은 많은 에너지를 필요로 하는데요, 밀가루로 만든 대표적인 식품인 과자, 피자, 인스턴트 식품을 먹으면 속이 더부룩하고 안 좋은 이유가 이런 독성물질 때문입니다. 게다가 빵에 들어가는 버터와 설탕의 양이 너무 많아서 알면 알수록 도저히 빵을 먹을 수는 없는, 난감한 상황에 봉착했습니다.

하지만 빵이 주식인 나라들도 많은데 무조건 안 좋은 걸까요? 저는 어떻게든 빵이 먹고 싶어서 좀 더 알아보기 시작했습니다. 그러면서 빵을 만드는 성분 중 통밀가루의 비율이 높다면 크게 문제가 되지 않는다는 것을 알았습니다. 원래 갈색인 밀을 그대로 수입해 국내에서 빻아서 쓰면 짙은 갈색빵이 되는 것이지요. 글루텐프리 제품들도 많았고요.

이후로 저는 늘 빵 봉지에 붙은 스티커를 유심히 살피고 있습니다. 빵을 하나 집어들고서 통밀 70%가 넘길 바라는 간절한 마음으로 깨알 같은 작은 글씨를 눈을 가늘게 뜨고 어떻게든 읽어내려고 합니다. 빵의 성분을 보고 가능하면 통밀 70%가 넘는 짙은 갈색 빵만 먹습니다.

밀가루와 글루텐을 끊기로 하고 빵 대신에 단호박, 고구마, 감자 같은 통곡물을 오븐에 구워서 자주 먹습니다. 빵보다 부드럽거나 달지도 않고, 감미료도 들어가지 않아서 먹기 힘들 수 있지만, 빵을 끊기 위해 꼭 먹어야 한다고 생각하니 단호박과 고구마를 박스 단위로 사게 되었습니다. 그 많은 양을 다 소비하기 위해 건강하고 맛있게 먹을 수 있는 방법을 스스로 찾아내게 되었고요.

빵의 구수한 맛이 그리울 땐 누룽지를 부드럽게 끓여서 먹으며 '빵보다 낫네' 혼자 중얼거리며 세뇌를 시킵니다. 빵을 완벽하게 끊기 위해 계속해서 노력하고 있습니다. 조심하기 위해서 통밀빵이라도 일주일에 1~2회만 먹습니다.

빵 대신 통곡물 먹는 법

고구마, 단호박

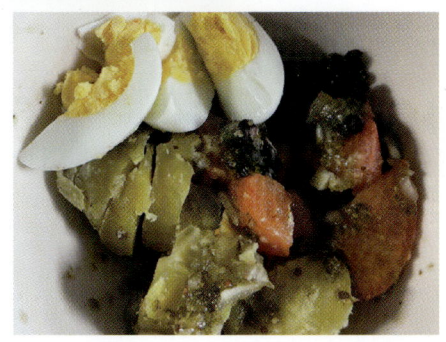

1. 단호박은 반으로 잘라 씨를 빼고, 고구마는 통째로 180도 미니 오븐에 20분 구운 뒤 통에 넣어 냉장고에 둡니다.
2. 잘라서 과일, 샐러드, 요거트와 함께 먹습니다(아침식, 간식).

감자

1. 감자를 작은 반달 모양으로 잘라 소금, 후추로 간하고 스프레이 오일을 살짝 뿌립니다.
2. 치즈를 아주 조금 올려 180도 미니 오븐에 20분 굽습니다.
3. 과일, 샐러드, 요거트와 함께 먹습니다.

5장에 나오는 레시피로 스프 만들어 먹기

감자, 고구마, 단호박 수프 : 삶은 뒤 으깨거나 갈아서 죽, 수프로 만들어서 먹습니다.

지금은 몸을 회복시키는 데 집중해야 할 때입니다. 밀가루를 해독하느라 에너지를 쓸 여력이 없습니다. 꼭 드시고 싶다면 건강한 통밀빵으로, 소량만 드시기 바랍니다.

빵을 가장 맛있게 먹는 법 - 프렌치토스트

1. 곡물빵을 사서 우유에 가득 잠기게 담근 뒤 우유가 스미도록 10분 둡니다.

요리 킥 : 우유에 충분히 적셔진 뒤에 달걀물을 입혀서 구워야, 겉은 바삭, 속은 촉촉한 프렌치토스트가 됩니다.

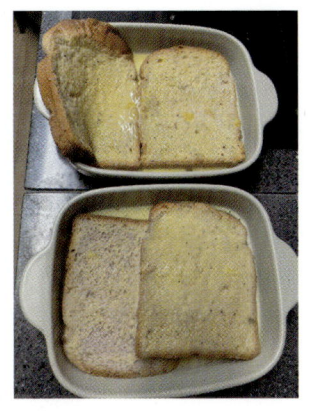 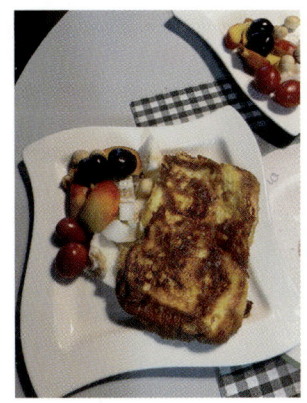

2. 흐물흐물해진 빵을 달걀물에 5분 담가둡니다.
3. 팬을 뜨겁게 달구다가 약불로 바꾼 뒤, 빵을 넣고 아주 약불(인덕션 9번까지 있다면 2번)에서 20분 이상 앞뒤로 노릇하게 구워줍니다.
4. (선택) 치즈를 올리고 불을 끕니다. 과일을 올려서 먹습니다

4-9

커피는 하루 1잔만,
녹차잎·홍차잎을 우려 드세요

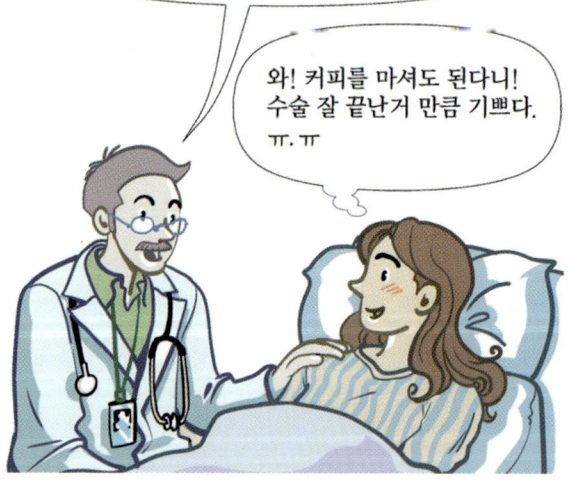

수술 후 다음 날 아침

하루에 커피를 2잔씩 마시던 저는 수술 후 첫 질문으로 커피를 마셔도 되는지 여쭤봤습니다. 여러 가지 안 좋은 점이 있지만, 삶의 질을 위해서 하루 딱 1잔만 마시라는 의사의 말에 커피의 단점이 궁금해 찾아봤습니다.

일시적 각성상태

커피를 마시면 카페인으로 인해 일시적으로 각성상태를 느끼게 되는 것은 모두가 아는 사실입니다. 도파민과 아드레날린을 카페인이 자극하기 때문이지요. 이런 약간의 긴장과 흥분은 필요할 수 있으나, 면역력이 약한 환우의 경우 지나친 자극은 심장을 빨리 뛰게 하고, 불안감을 느끼게까지 할 수 있습니다. 그럴 때 1잔 이하로 제한하거나 드시지 않는 것이 좋습니다.

제가 만난 폐암 수술을 한 3명의 환우는 모두가 아예 커피를 마시지 않고 있습니다. 커피가 폐를 건조하게 한다는 일관된 이유였습니다. 그러니, 자신의 상황에 잘 비추어보고 커피를 드시기 바랍니다.

위산분비 촉진, 칼슘흡수 방해

커피의 카페인은 식도의 아랫부분 괄약근을 느슨하게 만들고 자극해 위산 분비를 촉진합니다. 가끔 커피를 많이 마신 날 위가 아프고 속이 울렁거린 적이 있었는데요, 위산이 많이 나와서 자극이 되었던 것 같습니다. 커피를 많이 마실 경우 이런 위장 문제를 일으킬 수도 있으니 아침을 먹지 않은 빈속에 커피부터 마시는 것은 반드시 피해야 합니다.

그리고 지나친 카페인 섭취는 뼈가 칼슘을 흡수하는 기전도 방해하게 됩니다. 의사의 권고를 떠나서 이런 여러 가지 이유로 가능하면 하루 1잔 이하로 마시는 것이 좋습니다.

피로 유발

카페인을 오랫동안 지나치게 많이 먹게 되면 피로가 풀리는 것이 아니라 오히려 카페인 물질이 피로를 유발하게 됩니다. 아무리 마셔도 처음 한 잔 마실 때의 쨍한 효과는 없고 몸이 더 피곤해지는 경험을 한 적이 있는데요, 그 이유가 몸에 있는 부신이라는 기관이 피로해지게 되어 몸 전체가 피로감을 느끼게 되기 때문입니다.

커피 대신 녹차, 홍차

커피 대신 녹차나 홍차를 드셔보시는 것도 좋습니다. 전문가를 찾는 사이트에서 '다도수업'을 검색하면 1:8 정도로 여럿이서 저렴한 가격에 다도수업을 들을 수 있습니다. 차 전문가를 통해 차의 유래와 장점을 배우고 다양한 종류의 녹차, 홍차를 접할 수 있어서 한 번 정도는 해보시길 추천해드립니다.

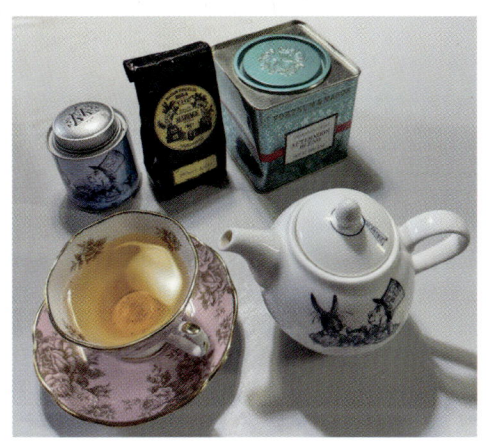

홍차는 녹차를 발효시킨 차인데요, 과거 인도에서 영국으로 녹차를 수입할 때 배로 이동하다 보니 녹차가 습기를 머금게 되어 초록색이 붉은빛으로 발효가 된 것이 홍차입니다.

녹차와 홍차에는 커피에 들어 있는 카페인의 절반의 절반, 즉 ¼ 정도의 카페인만 들어있다는 것(커피 한잔 240mL에 들어있는 카페인은 95mg 정도이고, 녹차 한잔에는 20mg 정도의 카페인이 들어있습니다)을 알고 난 뒤부터는 차 마니아가 되었습니다.

녹차와 홍차에는 카페인은 적은 대신, 떫은맛을 내는 카테킨이라는 감사할만한 성분이 있습니다. 유명한 폴리페놀 성분은 장기세포를 보호해주고, 더 유명한 카테킨 성분은 몸의 독성물질을 중화시켜줍니다. 일본에서 발표된 논문에는 피부암 환자에게 카테킨을 지속적으로 도포한 경우 피부암 세포가 줄어들었다는 내용도 있다고 합니다.

커피와 함께 먹는 디저트도 굿바이

커피와 함께 먹기 좋은 달콤한 쿠키, 과자, 디저트도 중독이 되기 쉽습니다. 적은 양이라고 해도, 매번 커피와 함께 디저트를 먹던 즐거운 순간을 뇌는 기억하고 있습니다. 혈당이 순간적으로 치솟아 기분이 더할 나위 없이 좋아지기 때문이지요.

그래서 기분이 처지거나 몸이 피곤해지면 쿠키, 과자, 디저트 같은 달콤한 음식들을 먹어서 보상하려는 심리가 발동하게 됩니다. 우울한 기분을 달래려면 먹어야 할 것 같은 기분으로 달달한 음식을 찾는 것이지요. 그래서 습관이 무섭습니다.

커피를 줄이시고, 커피와 함께 먹던 달달한 간식 종류도 이제는 멀리해야 할 때입니다.

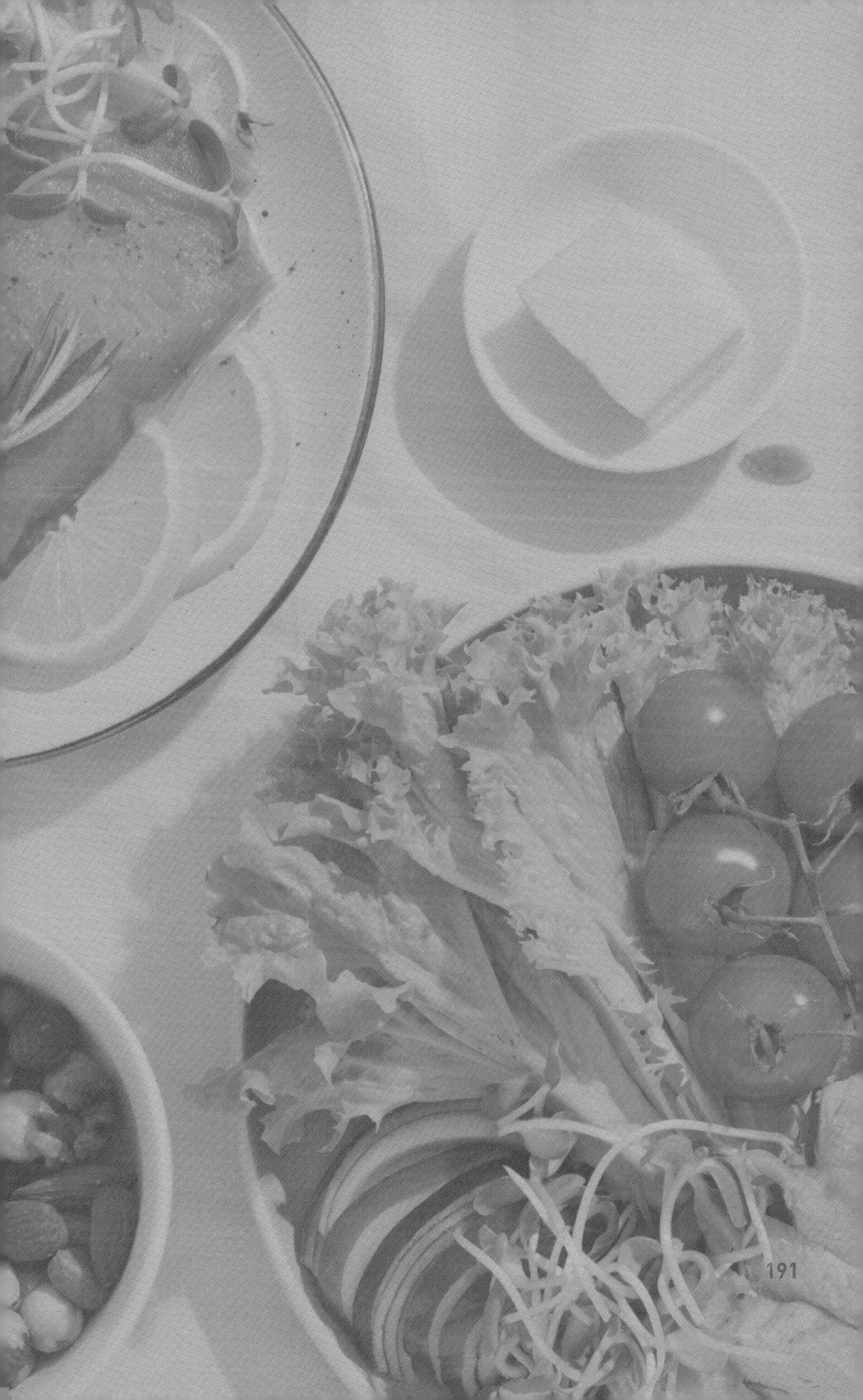

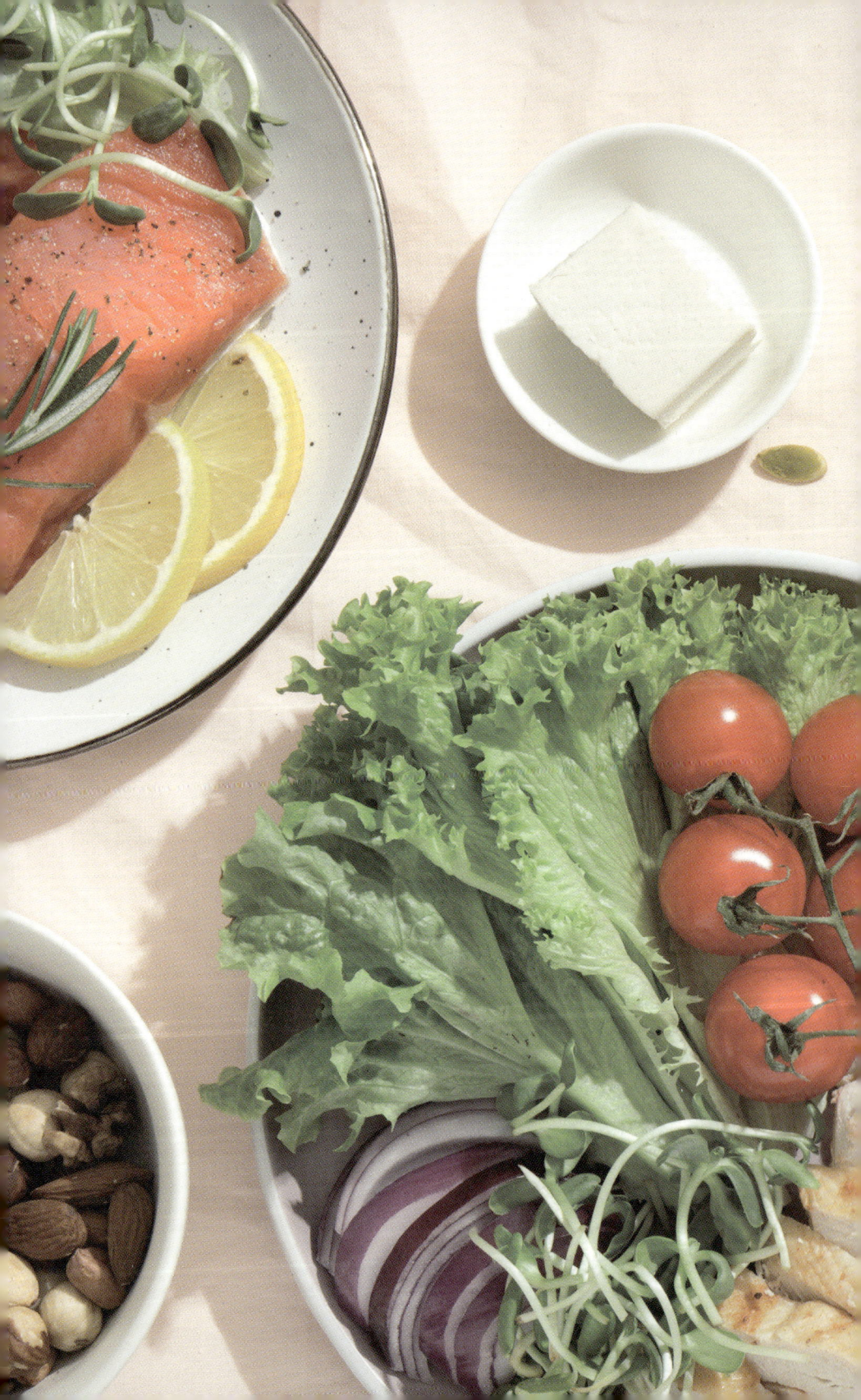

5장

일반인도 미리
챙겨 먹으면 좋은,
암을 이기는 레시피

5-1

MZ도 두부, 된장, 나또 매일 먹는 방법

진단 후 의사들은 모두가 이구동성으로 콩을 많이 먹으라고 했습니다. 청국장, 된장 같은 콩으로 발효시킨 음식과 두부, 두유, 콩밥, 콩나물 같은 식물성 단백질을 즐겨먹으라고 했습니다. 이후 저는 밥을 지을 때 검은콩은 반드시 넣고, 두부도 가능히면 매일 소금씩이라도 먹으려 노력합니다.

나또

구입

매장에서 하나씩 낱개로 사면 가격이 올라갑니다. 작은 컵 하나에 3,000~4,000원 정도 하는 나또를 인터넷에서 다량으로 주문하면 시중에 파는 유명 제품을 1개 1,000원 정도에 살 수 있습니다.

취향이긴 하지만 노란 콩보다는 검은콩 나또가 향이 덜해서 저는 검은콩 나또를 냉동실에 쟁여두고 먹습니다. 검은콩은 다른 콩보다 효과가 몇 배로 더 뛰어나고, 다른 콩에는 없는 항암물질과 각종 성분이 풍부하다고 전해집니다.

잠자리에 들기 전에 냉동실에서 냉장실로 옮겨두면 다음 날 아침에 바로 먹을 수 있습니다.

나또 맛있게 먹기

1. 나또컵에 들어있는 작은 간장과 겨자를 뜯어서 뿌립니다.
2. 젓가락으로 쭉쭉 위로 늘려주며 실을 만듭니다.

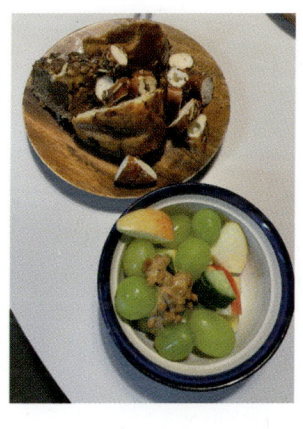

먹는 법 1. 과일을 올립니다. 사과, 바나나, 포도, 복숭아를 한주먹 정도만 곁들여도 나또 한 컵을 뚝딱 맛있게 먹을 수 있습니다.

먹는 법 2. 샐러드용 채소인 토마토, 오이, 셀러리를 잘게 썰어서 곁들이거나 방울토마토 몇 개만 썰어 넣어도 맛있습니다.

먹는 법 3. 모든 음식에 잘 어울리니, 내 맘대로 창의적으로 먹습니다. 구운 고구마, 양파, 단호박 등 자신이 좋아하는 것에 올려먹어도 훌륭합니다.

청국장

암 킬링포인트 ▶ 청국장 1g에는 10억 마리의 유익균이 있고, 식이섬유가 풍부합니다. 무엇보다 항암 대장이라고 불릴 만큼 강력한 항산화 효과로 암 예방에 도움이 되고, 혈관에 끼어 있는 노폐물을 녹여내 피를 맑게 해주는 최고의 식재료입니다.

지금까지 먹어보지 않았다고 해서, 미래에도 먹을 수 없는 건 아닙니다. 오늘부터 청국장을 즐겨 먹어보세요.

구입

나또와 마찬가지로 낱개로 사면 비싸니, 다량으로 사서 냉동해둡니다. 장인이 만든 깊은 맛, 오랜 연구 끝에 만들어진 똑똑한 청국장, 그냥 먹어도 되는 생 청국장 등 다양한 종류가 있으니 골고루 주문해서 드셔보세요.

비벼 먹는 법

밥에 청국장찌개를 몇 숟가락 넣고, 새싹채소, 참기름 반 숟가락, 토마토 또는 방울토마토 잘게 썬 것을 넣고 비벼 먹습니다.

찌개로 끓이는 방법

김치찌개 활용 : 간단한 방법은 김치찌개를 끓이듯이 끓이면 됩니다.

1. 포도씨유를 두르고 김치와 느타리버섯을 볶아줍니다.
2. 멸치육수를 붓고 보리새우를 넣은 뒤 팽이버섯을 넣고 끓입니다. → **여기까지 김치찌개**

3. 냉동상태 청국장을 넣고 5분만 끓입니다.

요리 킥 : 김치찌개를 끓일 때 조금 넉넉하게 끓여서, 밥 한 공기 정도씩 소분해서 덜어두거나 얼려두었다가 청국장만 넣어서 끓이면 편리합니다.

고수의 비법

1. 냄비에 국 멸치를 넣고 2컵 정도의 물 부어 끓입니다. 물양은 보통 찌개보다 적게 합니다. 물이 많으면 청국장찌개 본연의 구수한 맛이 없어져 민숭민숭해집니다.
2. 육수를 다른 곳에 덜어두고, 냄비에 들기름 2큰술, 김치 2주먹, 소고기 200g (또는 돼지고기) 썰어 넣고 볶습니다.

요리 킥 : 김치가 많이 익으면 멸치육수를 붓고, 된장 1큰술, 고춧가루 1큰술, 국간장 1큰술 넣습니다.

3. 다진 양파 반 개, 다진 파, 다진 마늘을 넣고 두부, 애호박, 버섯을 썰어 넣습니다.
4. 보글보글 끓인 후에 마지막에 냉동실에서 청국장 200g짜리 한 덩어리 꺼내서 넣고 5분 더 끓입니다.

요리 킥 : 청국장은 5분 이상 끓이게 되면 미생물과 효소가 파괴됩니다. 다른 재료를 다 익힌 후 마지막에 넣고 5분만 끓여주세요.

두부

두부구이 샐러드

암 킬링포인트 ▶ 몸속의 활성산소를 제거하는 등 강한 항암작용을 하는 식품으로 특히 유방암세포를 정상세포로 돌려놓는 치료기능까지 있습니다. 두부를 즐겨 드시고, 남은 두부는 밀폐용기에 잠길 정도의 물을 부은 뒤 식초, 소금을 조금 넣어 보관하세요.

1. 들기름에 구운 두부 1모를 접시에 올립니다.
2. 그 위에 구운 버섯(느타리, 새송이, 팽이버섯, 표고)을 얹습니다.
3. 소스(진간장 2큰술, 식초 1큰술, 매실청 1큰술, 참기름 1큰술, 고춧가루 ½큰술)를 뿌립니다.
4. 새싹채소, 루꼴라를 버섯 위에 올립니다.

맛있는 들기름 두부구이

암 킬링포인트 ▶ 두부에는 칼슘이 많이 들어 있어서 골다공증의 치료와 예방에도 좋고, 식이섬유가 풍부해 배변활동도 원활하게 해줍니다.

두부구이 요리 킥 : 들기름 두른 약불의 팬에서 오래 굽는 것이 포인트입니다. 가끔 부추, 파를 잘게 썰어서 달걀물을 입혀 굽습니다.

1. 두부를 소금으로 간해서 20~30분 둡니다. 이렇게 물기를 빼면 쫄깃하게 만들 수 있습니다. 시간이 없을 때는 두부를 잘라 키친타올로 눌러주며 물기를 제거합니다. 번거롭다면 그냥 부쳐도 됩니다.
2. 반드시 들기름으로 굽습니다.
3. 진간장 1큰술+물 1큰술+식초 1큰술+고춧가루 조금을 넣어 만든 양념장 또는 김치에 곁들여 먹습니다.

순두부찌개

암 킬링포인트 ▶ 두부는 소화, 흡수가 잘되고, 두부의 단백질에는 아르기닌과 글루타민이 풍부해서 신진대사에 도움이 됩니다. 양념장을 넉넉하게 만들어 놓고 여러 번 끓여 먹습니다. 순두부 대신 두부를 비닐장갑을 끼고 잘게 으깨서 사용하면 또 다른 맛을 느낄 수 있습니다.

1. 양념을 만들어 그릇에 따로 보관합니다. 올리브오일 5큰술, 고춧가루 2큰술, 다진 마늘 5큰술, 국간장 5큰술, 맛술 3큰술, 후추를 팬에 볶아서 담아둡니다.
2. 작은 냄비에 물 1컵, 바지락 조금을 넣고 끓입니다.
3. 순두부, 느타리버섯, 1번 양념을 원하는 맵기로 넣어 더 끓입니다. 송송 썬 파, 달걀, 팽이버섯을 올립니다.

닭가슴살 두부 동그랑땡

암 킬링포인트 ▶ 닭가슴살과 두부에 다양한 재료를 넣어 단백질 흡수를 돕습니다. 다이어트를 할 때, 에너지 회복이 필요할 때 꼭 해 드세요. 부추, 카레가루는 항암과 항염에 좋은 식재료이니 가능하면 꼭 넣어주시고요.

1. 닭가슴살 2조각을 곱게 다져 소금, 후추로 간한 후 약간의 맛술에 재워둡니다.
2. 냉장고에 있는 채소(부추, 당근, 양파, 파, 파프리카 등)를 꺼내 다집니다.
3. 두부는 물기를 짜서 으깨고, 달걀 1개, 카레가루를 적당히 넣어 섞습니다. 팬에 동그랑땡 크기로 부쳐줍니다.

들기름 두부구이 김밥

암 킬링포인트 ▶ 동물성 단백질이 소화가 잘 안 될 경우 이보다 더 좋은 식물성 단백질, 두부로 만든 김밥을 드세요. 다만, 에스트로겐을 먹이로 하는 유방암 호르몬 양성 환우의 경우는 콩을 갈아서 가루로 만든 알약, 분말은 드시지 않는 것이 좋습니다. 농축된 형태의 콩은 에스트로겐화될 가능성이 있기 때문입니다.

1. 두부를 도톰하고 길게 잘라서 들기름 두른 약불에 굽습니다.
2. 김을 놓고 밥을 올린 뒤, 두부구이, 볶은 김치를 넣어 김밥을 말아줍니다.

구운 두부조림

요리 킥 : 꽈리고추, 양송이버섯을 넣어서 조리면 더 맛있습니다.

1. 두부는 1cm 두께로 넓게 잘라 소금, 후추를 뿌려 밑간을 한 뒤 들기름에 굽습니다.
2. 조림장(진간장 3큰술, 맛술 2큰술, 설탕 1큰술, 파 2큰술, 다진 마늘 1큰술, 고춧가루 1큰술, 고추장 반 큰술, 물 2큰술)을 만듭니다.
3. 조림장에 꽈리고추, 양송이버섯을 넣고 조리듯이 볶습니다. 설탕은 기호에 따라 추가합니다.
4. 불 끄고 참기름, 통깨를 뿌립니다.

생두부조림(1팩 550g)

1. 양념(물 100mL, 진간장 4큰술, 고춧가루 3큰술, 포도씨유 2큰술, 다진 마늘 2큰술, 참치액 1큰술)을 미리 만들어둡니다.
2. 양파를 채썰기 해서 프라이팬의 바닥에 전체적으로 깝니다. 위의 양념을 양파에 조금 발라줍니다.
3. 두부를 양파 위에 올리고 양념을 두부 위에 바릅니다.
4. 두부를 또 한 겹 올려 양념을 바르고 쪽파를 잘게 썰어올립니다.
5. 중불에 20분 끓입니다.

두부 샌드위치

일반 샌드위치보다 훨씬 담백하고, 채소와 두부가 어우러져 입안에서 감칠맛이 느껴집니다. 살찔 염려가 없고, 건강에도 도움이 되니 한 번 정도는 만들어 보시기 바랍니다. **두부는 상온에 두면 상하기 쉬워서, 만들고 난 뒤에는 바로 먹습니다. 하얀색 식빵이 아닌 호밀이나 통밀 식빵을 사용해주세요.**

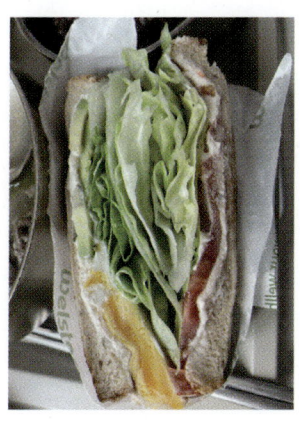

1. 두부 1모를 끓는 물에 살짝 삶는다고 생각하며 익힙니다.
2. 캐슈너트, 마카다미아, 땅콩 중에서 그날 먹고 싶은 것으로 하나 골라 1시간 불린 뒤, 믹서기에 갈거나 칼로 잘게 다져 두부와 섞어줍니다.
3. 사과식초 3큰술, 올리브오일 1큰술, 오이피클 다진 것, 소금, 꿀 조금을 '두부 소스'에 넣어줍니다.

4. 팬에 올리브오일를 두르고 중간 온도에서 겉은 바삭하고 속은 촉촉하게 호밀식빵을 굽습니다.

   요리 킥: 두부에 있는 물기가 빵에 스밀 경우, 빵이 눅눅해집니다. 최대한 물기가 스미지 않도록 올리브오일를 두르고 굽습니다.

5. 구운 빵의 양쪽에 두부 소스를 두툼하게 바릅니다.
6. 아보카도를 반으로 잘라 씨를 뺀 후, 반달 모양 슬라이스로 잘라서 빵에 올립니다.
7. 토마토를 통으로 동그랗게 자른 것, 양상추, 달걀프라이를 올리고 구운 식빵으로 덮습니다.
8. 기름종이 같은 빵 종이에 포장하듯이 샌드위치를 싸서 테이프를 붙입니다. 벌어지지 않게 가로로 한 번 자른 뒤 먹습니다.

두부 채소볶음

보통 채소볶음에 많이 사용하는 차돌박이는 기름이 많아서 사용하지 않고 새우, 닭가슴살, 목살을 얇게 썬 부위를 사용합니다. 덮밥으로 먹고 싶을 때는 물 ½컵, 녹말 1큰술, 진간장 ½큰술, 참기름 1작은술을 넣고 끓인 뒤, 볶은 채소와 두부를 넣어 밥 위에 올려주세요.

1. 팬에 올리브오일를 두르고 파, 얇게 썬 마늘을 넣어 볶습니다.
2. 숙주, 청경채, 양파, 가지, 표고버섯, 파프리카 중에서 집에 있는 것을 썰어 넣고 볶습니다.

3. 굴소스 1큰술, 진간장 1큰술을 고기의 양에 따라 조절해서 넣고 익힙니다.

요리 킥: 두부를 넣고 으깨면서 익힙니다. 들기름에 구운 두부를 넣어도 좋습니다.

4. 소금, 후추, 참기름을 넣습니다. 두부의 고소한 맛과 채소의 단맛, 굴소스의 양념 맛이 어우러지는 것을 느끼며 뜨거울 때 먹습니다.

두부 카레

1. 보통 만드는 카레에 토마토 스파게티 소스를 넣습니다.
2. 두부, 들기름 두부구이를 깍둑썰기 하고 5분 더 익힙니다.

콩, 된장

저염 쌈장·강된장 쌈 싸먹기

단호박 쌈장

콩으로 된 식품을 하루에 한 번 이상 먹으라고 의사는 말했지만, 쌈장은 너무 짜서 자주 먹기 부담스러웠습니다. 그래서 단호박을 익힌 후 으깨서 섞어, 달고 순한 쌈장을 만들어 먹습니다. 이후로 견과류, 양파 쌈장을 만들어 먹고 있습니다.

1. 단호박을 잘라 껍질째 미니 오븐에 넣고 구워서 으깨줍니다.
2. 으깬 단호박에 된장 3큰술, 고추장 1큰술, 매실청 1.5큰술, 참기름 1큰술을 넣고 함께 섞어줍니다.

다시마 쌈	염장 다시마를 찬물에 2시간 담가 짠맛을 뺀 후, 직사각형으로 잘라 냉장고 보관, 다양한 쌈에 활용
케일	끓는 물에 살짝만 데침.
양배추	끓는 물에 단맛이 올라올 정도로 데침.
초록 잎 쌈	상추, 로메인, 깻잎
쌈에 곁들임	구운 버섯, 마늘, 멸치볶음, 오이맛 고추, 생양피 등을 올리거나 곁들여 먹음.

견과류 쌈장

1. 된장 : 견과류 불린 것을 1:1 비율로 넣고, 불린 견과류를 잘게 다져서 된장에 넣습니다.

2. 다진 마늘, 참기름을 조금 넣습니다.

양파 쌈장

1. 견과류를 5시간 생수에 불린 뒤 양파와 함께 갈아줍니다(취향에 따라 양을 결정).

2. 된장에 섞은 뒤 파, 마늘, 참기름을 넣습니다.

요리 킥 : 두부 한 모 으깨서 넣은 후 밥에 비벼 드세요. 상추쌈, 데친 양배추, 데친 케일 등의 쌈과 잘 어울립니다.

강된장

1. 냉장고 채소(새송이, 애호박, 양파, 표고 등)를 모두 썰어서 냄비에 넣습니다.
2. 된장 4큰술, 들기름 3큰술, 멸치육수 2큰술, 고춧가루 2큰술, 양파 1개(없으면 설탕 조금)를 다져서 볶습니다.
3. 마늘 5개(취향껏)를 편으로 썰어 넣고 끓입니다.
4. 냉동실에 있는 우렁이, 다슬기, 새우, 으깬 두부 등을 넣고 끓입니다. 꿀 1큰술(선택) 넣습니다.

된장국

조갯살(냉이) 된장국

암 킬링포인트 ▶ 된장의 원료인 콩에 들어있는 사포닌은 염증을 줄여주고, 종양억제에 도움을 줍니다.

1. 냉이를 된장 1큰술, 국간장 1작은술, 고춧가루 1작은술, 다진 파 조금에 조물조물 버무립니다.
2. 버무린 냉이를 냄비에 넣고 조갯살 1컵, 다진 양파 조금, 쌀뜨물을 넣고 15분 끓입니다.

얼갈이 된장국

암 킬링포인트 ▶ 된장은 콜레스테롤 수치를 낮춰줘서 비만과 고혈압 예방에 좋고, 항산화작용을 하기 때문에 노화방지와 암 예방에 도움이 되는, 꼭 챙겨 먹어야 할 식품입니다. 애호박, 두부를 넣어도 좋지만, 저는 오직 얼갈이만 넣습니다. 봄동으로 끓여도 맛있습니다. 배추류를 오래 끓인 국물이 주는 시원함이 좋습니다.

1. 멸치 10마리 이상을 넣고 끓인 육수 또는 쌀뜨물을 냄비에 끓입니다.
2. 얼갈이 2단을 썰어 넣고, 된장 2큰술, 마늘 1큰술, 대파를 적당량 넣고 40분 끓입니다.
3. 파의 향을 좋아하면 다진 파를 넣고 5분 더 끓입니다.

쑥 된장국

쑥은 약재로 쓰일 만큼 몸에 좋습니다. 자주 끓여 드세요.

1. 된장 1큰술, 국간장 1큰술, 양파, 대파 조금을 쌀뜨물 7컵에 넣고 15분 끓입니다.
2. 다진 마늘을 넣고 5분 더 끓입니다.

요리 킥 : 쑥을 마지막에 넣은 뒤 쑥색이 짙은 초록으로 바뀌면 조금 끓이다 불을 끕니다.

달래 / 보리새우 / 아욱 된장국

된장국에는 육류보다 조개, 보리새우가 잘 어울립니다. 다양한 재료를 넣어서 활용하고, 양념의 양은 앞의 레시피를 참고해서 가감하세요.

1. 된장 2큰술을 참기름에 넣고 약한 불에서 볶습니다.
2. 감자, 애호박을 넣고 같이 볶습니다.
3. 쌀뜨물을 붓고 조갯살, 보리새우, 아욱 등을 넣고 끓입니다.
4. 마지막에 달래 또는 파를 넣습니다.

꽃게 된장 전골

1. 멸치육수 5컵에 꽃게 2마리, 바지락 1줌, 무를 조금 넣고 끓입니다.
2. 된장 4큰술, 고추장 2큰술, 고춧가루 1큰술, 다진 마늘 1큰술, 생강가루 1작은술 넣습니다.
3. 대파 1개, 호박 반 개를 썰어 넣고 조금 더 끓입니다.

5-2

토마토!
만능 연예인 슈퍼푸드

4장에서는 맛을 내는 채소로 토마토를 소개했고, 5장에서는 토마토의 효능과 다양한 레시피를 알아보겠습니다.

요리 킥: 1. 빨갛게 익은 완숙토마토 3kg을 사서 씸기에 넣고, 중약불에 1시간 익힙니다.
2. 통에 넣고 냉동실에 보관합니다. 필요할 때마다 꺼내 사용합니다. 샐러드, 달걀프라이, 고기 음식, 반찬을 볶을 때 등 모든 음식에 활용합니다.

토마토 소고기 찌개

암 킬링포인트 ▶ 미네랄과 황이 풍부한 양파, 파, 토마토를 양껏 먹을 수 있습니다. 대파는 토마토의 흡수를 높이고, 고기를 느끼하지 않게 해줍니다. 작은 냄비에 조금씩 끓여 먹는 항암·항염 찌개입니다.

요리 킥 : 복잡해보이지만, 양파→토마토→소고기→토마토 순서대로 재료를 올리고, 마늘과 고추를 넣은 후, 올리브오일, 국간장을 조금 뿌리면 끝납니다.

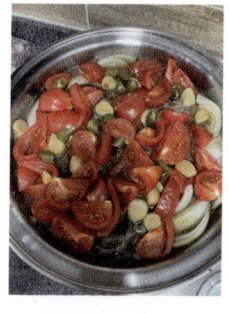

1. 양파 1개는 반으로 잘라, 3등분으로 두껍게 잘라서 냄비 바닥에 깝니다.
2. 소금, 후추로 밑간한 샤부샤부용 소고기, 기름이 적은 앞다릿살, 불고깃감 소고기 중 100g 이상 원하는 양만큼 올립니다.
3. 토마토 3개를 반달 모양으로 잘라 마늘 3쪽과 함께 고기 위에 올립니다.
4. 올리브오일 ½큰술, 국간장 ½큰술을 넣고 끓입니다. 끓일 때는 아주 약한 불에서 오랫동안 끓이면 양파, 토마토에서 육수가 많이 나옵니다. 아주 낮은 온도에서 3시간을 끓이거나 중약불에서 1시간 끓입니다.
5. 대파를 먹기 직전 고명으로 올립니다.

몸에 좋고 맛있는 토마토주스

암 킬링포인트 ▶ 토마토 하면 리코펜을 기억하셔야 합니다. 리코펜은 세상에 존재하는 가장 강력한 항산화 작용을 하는 영양소입니다. 리코펜의 항산화작용을 통해 노화를 예방할 수 있습니다.

1. 위 '요리 킥' 방법으로 익힌 토마토를 꺼내 믹서기에 넣습니다.
2. 꿀, 올리브오일 조금 넣고 갈아줍니다. 꿀의 양은 갈수록 줄입니다.

토마토 현미초밥

암 킬링포인트 ▶ 현미에는 '프로제아'라는 성분이 있어서 암세포가 다른 곳으로 퍼지는 전이를 억제합니다. 우리가 중요하게 생각하는 항산화 성분도 풍부해 암세포 수가 늘어나는 것도 막아줍니다. 현미의 식이섬유는 장을 튼튼하게 하고, 리놀렌산은 혈관을 건강하게 해줍니다. 단백질과 비타민은 피로를 해소해주고, 기력을 보충해줍니다. 현미에 대해 이 정도 알고 나니 어떠신가요? 현미를 안 먹는 게 더 힘들어지실 것 같습니다.

1. 토마토 1개의 꼭지를 도려내고 반대쪽에 열십자로 칼집을 냅니다.
2. 정수기에서 뜨거운 물을 받은 뒤 토마토를 담가둡니다.
3. 토마토의 껍질 부분은 영양성분도 별로 없고, 거친 식감을 주기 때문에 제거합니다. 껍질을 벗긴 후, 반으로 잘라 알맹이 부분은 모두 발라내 따로 먹습니다. 초밥 크기로 자릅니다.
4. 진간장 1큰술, 들기름 1큰술을 잘 섞은 후 토마토에 뿌립니다.
5. 현미식초 3큰술, 설탕 1큰술, 소금 1작은술을 살짝 끓입니다(단촛물).
6. 현미밥 2공기에 단촛물을 섞고 초밥 모양을 만들어 3.의 진간장, 들기름 뿌린 토마토 위에 올립니다.

오이 초밥, 파프리카 초밥, 새송이 초밥도 같은 방법으로 만들 수 있습니다. 오이는 반으로 잘라, 가운데 속을 모두 긁어내고 진간장, 들기름을 조금 뿌린 후 단촛물에 비빈 밥을 올립니다.

토마토 채소 소고기 스프

암 킬링포인트 ▶ 리코펜의 흡수를 2배로 높이려면 열을 가하는 것이 좋습니다. 열에 의해 비타민C는 조금 파괴되더라도 리코펜의 흡수는 높아지고, 특히 오일과 함께 구우면 토마토의 흡수뿐 아니라 영양성분의 효능이 극대화됩니다.

1. 채소 : 감자 1개는 깍둑썰기 한 후 팬에 올리브오일를 두르고 볶습니다. 가지 300g, 호박 300g, 양파 200g, 피망 1개를 넣고 감자가 익을 때까지 볶습니다.
2. 고기, 마늘 : 올리브오일에 마늘 4개를 슬라이스해서 넣고 볶다가 스테이크용 고기 200g을 적당한 크기로 썰어 넣고 볶아줍니다.
3. 냄비에 토마토 500g을 다져서 넣은 후 1.과 2.의 재료를 모두 넣고, 설탕 1작은술, 소금 1작은술을 넣고 조립니다.
4. 물 3컵을 붓고, 타임(허브) 1작은술을 넣고 끓어오르면 불을 줄여 약불에 40분 끓입니다.

초간편 토마토 샐러드

암 킬링포인트 ▶ 토마토에는 세포를 복구시키고, 암 유발 물질을 몸 밖으로 배출시키는 좋은 성분들이 많습니다. 토마토의 비타민은 혈관을 튼튼하게 해주고, 고혈압을 예방해주며, 콜레스테롤 수치를 떨어뜨려 뇌졸중, 심장질환 예방에도 좋습니다.

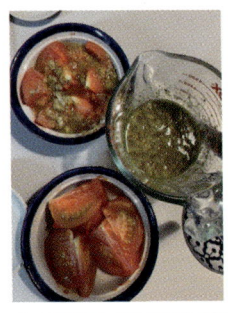

1. 토마토는 굵직하게 썹니다.
2. 바질 잎을 잘게 자르거나 바질페스토를 조금 떠서 넣습니다.
3. 식초 2큰술, 설탕 1큰술, 올리브오일 3큰술, 소금 ½작은술(조금)을 넣어 섞습니다.
4. 양파를 채 썰어 찬물에 담갔다가 잘게 다져(양파는 생략 가능) 3.에 섞습니다.
5. 토마토에 섞어서 먹고, 냉장고에 보관해뒀다가 샐러드드레싱으로 쓰거나, 잘게 다져 통밀빵 위에 올려 먹습니다.

5-3

가지가 좋습니다.
다양하게 드세요

요리 킥 : 가지는 사 오자마자, 아래의 방법으로 볶아서 냉장고에 넣어두고, '모든' 요리에 넣어서 해먹습니다.

반조리 음식처럼, 완성된 요리가 아니라서 만들 때 부담이 없습니다. 휘리릭 볶기만 하면 됩니다. 다른 요리를 할 때 가지만 따로 익히느라 시간을 들일 필요가 없습니다.

유경이표 반조리 가지 만드는 법

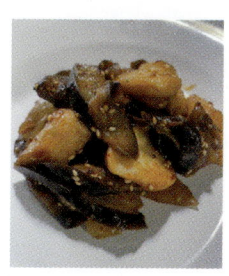

1. 가지를 길게 한 번 자르고, 자른 것을 하나씩 붙잡고 반달 모양으로 썹니다.
2. 올리브오일에 다진 마늘을 넣어서 중약불에서 볶습니다. 국간장(조금), 진간장(조금, 간장마다 맛이 달라서 조금씩 두 종류), 매실(없으면 요리엿이나 설탕)을 넣어

서 볶습니다. 반찬 통에 넣어, 냉장실에 보관합니다.

3. 부침, 볶음요리에 잘 어울리니 요리할 때마다 꺼내서 사용합니다.

반조리 가지 활용 음식

1. **가지 채소 부침** : 달걀을 풀어 파프리카, 대파, 양파 등 채소와 '반조리 가지'를 함께 넣고 팬에 동그랗게 부칩니다. 간단하면서도 달걀만 들어간 부침을 먹는 것보다 훨씬 영양이 풍부합니다.

2. **가지 토마토 볶음** : 토마토와 '반조리 가지'를 함께 볶습니다.

3. **가지 치즈 볶음** : 냉장고에서 '반조리 가지'를 꺼내 치즈만 올려 살짝 볶습니다.

4. **가지 오믈렛**

(1) 달구어진 팬에 달걀물을 붓습니다. 달걀이 조금 익으면 중간 불로 줄입니다.

(2) 양파, 양배추(가장 안 익는 채소)부터 달걀물 동그라미의 절반 위에 깔아줍니다. 나머지 절반은 반으로 덮는 뚜껑 역할입니다.

(3) '반조리 가지'를 (2)의 채소 위에 올리고 치즈를 솔솔 뿌립니다. 치즈가 일종의 접착제 역할을 합니다.

(4) 치즈 위에 양송이버섯을 얇게 썰어 올리거나, 냉장고에 있는 시금치, 각종 채소, 나물 등을 차근차근 올립니다.

(5) 아무것도 올리지 않은 달걀물의 절반을 접습니다. 커다란 납작만두처럼 만들어 약한 불에서 천천히 익힙니다.

가지 요리

가지 냉국

병원에서 먹어보고 너무 맛있어서 여기저기 물어서 배운 가지 냉국입니다. 입맛 없는 여름, 가지도 제철이고 냉국 레시피도 훌륭하니 꼭 만들어보세요. **암 킬링포인트** ▶ 폴리페놀이 항산화 작용을 해서 활성산소를 없애주고 암세포의 전이를 억제합니다.

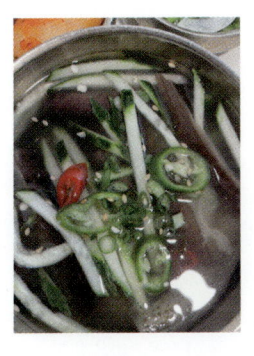

<냉면 육수로 만드는 법>

1. 냉국 : 생수 3컵, 동치미육수 3컵, 냉면육수 1컵, 소금 0.1g, 레몬 큰술을 넣습니다.

2. 가지는 찜기에 5분 쪄서 냉장고에 넣고 식힌 뒤, 키친타올로 물기를 제거해 적당히 잘라 가지양념에 버무립니다(가지양념 : 국간장 1큰술, 다진 파 1큰술, <다진 마늘, 참기름, 식초, 설탕> 각 1작은술).

3. 버무린 가지에 채 썬 오이를 넣고, 냉국육수를 부어서 먹습니다.

<멸치 육수에 양념 넣으며 끝나는 초간단 가지 냉국>

1. 냉국 만들어 냉장고에 넣어두기 : 멸치육수 1리터, 국간장 2큰술, 식초 2큰술, 설탕 2큰술, 소금 2작은술, 고춧가루 1작은술

2.와 3. 과정은 위와 동일합니다.

가지 된장 구이

암 킬링포인트 ▶ "암 환우에게 좋은 식재료, 딱 한 가지만 추천한다면 무엇일까요?" 영양사, 조리사, 암 환우를 위한 요리 클래스 선생님 모두에게 물었을 때 신기하게도 그들의 대답은 "가지!"였습니다. 고기를 구워 먹듯, 이제는 가지를 구워드세요. 일본 농림성 식품연구소의 실험결과에 의하면 가지는 80% 이상의 암 억제 효과가 있는 것으로 나타났다고 합니다. 일본 나고야 대학 연구결과에 의하면 가지 추출액은 8종류의 암세포가 증식하는 것을 억제해준다고 하니 전문가들의 추천에는 이유가 있어보입니다.

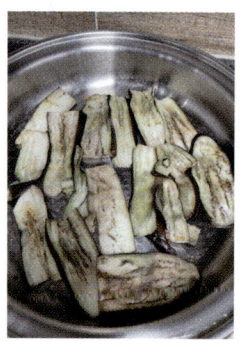 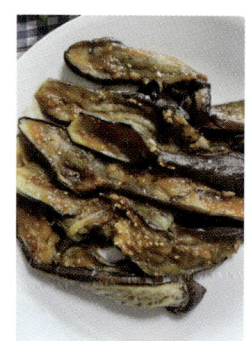

<방법 1>

1. 가지 2개를 길게 세로 길이로 4등분해서 자릅니다.
2. 팬에 기름을 두르고 중약불에 타지 않게 주의하며 양면을 구워줍니다.
3. '5장의 저염 된장소스', 매실청, 요거트 또는 마요네즈 또는 씨겨자 소스 조금, 물엿 1큰술, 깨 1큰술, 다진 마늘 ½큰술을 넣어 소스를 만듭니다.
4. 소스를 가지의 한쪽 면에만 발라 조금 더 익힌 뒤 접시에 길게 담습니다.
5. 새싹채소, 무순을 보기 좋게 올려 먹습니다.

<방법 2>

1. 가지는 반으로 갈라 한 번 더 자르고 김이 오른 찜통에 5분 찌고, 식혀서 물기를 살짝 짠 뒤 넓게 펴주세요.
2. 팬에 올리브유를 두르고 가지를 살짝 굽습니다.
3. 가지를 뒤집은 뒤 윗면에 양념장(맛간장 2큰술, 고춧가루 적당량, 생들기름 1큰술, 조청 조금, 마늘 조금, 통깨)을 바른 뒤 살짝 구워 그릇에 담습니다.

마늘기름 가지볶음

암 킬링포인트 ▶ 안토시아닌이 풍부해서 항암효과를 높이고, 가지 특유의 알카로이드 성분은 발암물질을 억제하는 효과가 있습니다. 그 효과가 브로콜리, 시금치의 2배라고 합니다. 반드시 곁에 두고 먹어야 할 식품이지요.

1. 가지, 양파를 손가락 길이와 두께로 썹니다.
2. 웍에 올리브오일 1큰술과 편으로 썬 마늘 넣고 뚜껑 덮고 약불에서 익히거나, 뚜껑 열고 중불에서 타지 않게 저어가며 마늘 기름을 만듭니다.
3. 가지, 양파 넣고 중불에서 익히다가 양념장(국간장:액젓:참치액, 1:1:1로 만든 맛간장 1큰술, 청주 1큰술, 참기름 1큰술, 고춧가루 1큰술, 다진 마늘 ½큰술, 설탕 ½큰술, 쪽파 다진 것 1큰술)을 넣고 익힙니다. 굴소스 양념이 먹고 싶은 날은 굴소스 1큰술, 국간장 1큰술, 참기름 1큰술을 넣고 볶습니다.

표고 가지 탕수

암 킬링포인트 ▶ 가지의 암 예방 성분은 가열을 해도 아무런 영향을 받지 않습니다. 튀김이나 볶음에 가지를 이용하면 식물성 기름에 많이 들어있는 비타민E를 효과적으로 흡수할 수 있습니다. 튀김이 너무 먹고 싶은 날엔 몸에 좋은 생표고버섯, 가지로 간단하게 만들어봅니다. 소스는 시중의 스윗칠리소스, 굴소스만 넣으면 되니 간편합니다.

1. 표고버섯은 (다른 모든 버섯이 그렇듯이) 물에 씻지 않고 기둥만 떼어냅니다.
2. 가지는 두툼하게 잘라 표고와 가지를 전분 가루에 묻힙니다.
3. 팬에 식용유를 조금 넉넉히 붓고, 강한 불에서 2분 정도 가지와 표고를 뒤집어가면서 튀기듯 익힙니다.
4. 양파, 파프리카 등 좋아하는 채소를 곁들이고 소스(스윗칠리소스 2큰술, 굴소스 1큰술)를 뿌려 먹습니다.

가지 토마토소스 샐러드

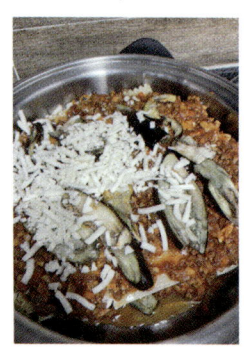
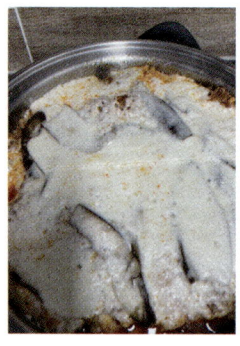
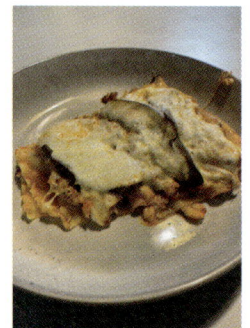

가지 1개, 모짜렐라치즈, 양파, 버섯, 토마토소스가 있으면 간단하게 만들어 먹을 수 있는 음식입니다.

1. 올리브오일에 양파를 볶다가, 양파가 많이 익었을 때 버섯을 넣고 익힙니다.
2. 토마토소스를 넣어서 한 번 끓인 후, 그릇에 담아둡니다.
3. 가지를 길이로 얇게 자른 뒤, 마른 팬에 익힙니다. 토마토소스를 올리고, 모짜렐라치즈를 올려서 녹인 뒤에 돌돌 말아줍니다. 치즈가 접착제 역할을 합니다.

요리 킥 : 가지를 돌돌 마는 것이 귀찮을 때는 사진과 같이 가지를 넣고 치즈를 올린 뒤 약불에서 익힙니다. 라자냐를 사서 삶아 한 층 깔고, 가지를 올리고, 소스 깔고, 다시 라자냐, 소스, 가지 순서로 올린 뒤 마지막에 치즈를 올립니다. 가지 라자냐 완성!

5-4

항암 성분이 풍부한 버섯, 이틀에 한 번은 드세요

기름기 없는 생표고 새우 중식요리

암 킬링포인트 ▶ 암 환우들이 챙겨먹는 메○○○○ 제품은 면역기능을 높이는 항진 상황균사체로 만들어졌습니다. 종양을 억제하고 면역력을 높이는 효과가 입증된 전문의약품으로 상황버섯으로 만들어진 것입니다. 버섯추출물이 항암에 좋다는 것을 단적으로 보여주는 예가 아닌가 싶습니다.

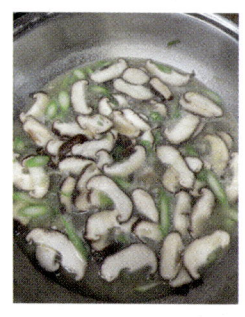 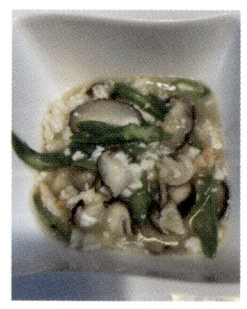

1. 생표고버섯 2줌, 아스파라거스 2대를 얇게 자르고 새우는 청주, 후추로 밑

간을 해둡니다.

2. 팬에 포도씨유 2큰술을 두르고, 1.의 재료가 흰색으로 유지되면서 스크램블 되도록 잘 볶은 후 덜어놓습니다.

3. 포도씨유를 두르고 생강채 조금, 다진 대파 2큰술을 넣고 볶다가 물 2컵, 치킨스톡(없으면 소금), 진간장 1작은술, 녹말 1큰술을 넣고 끓입니다.

4. 간해둔 새우를 3.에 넣고 조금 끓입니다(요리 킥 : 새우를 익히는 시간이 5분이 넘으면 안 됩니다). 새우가 조금 익으면 슬라이스 한 표고버섯과 아스파라거스를 넣습니다.

5. 4.가 끓을 때, 달걀흰자 5개를 잘 풀어서 저으면서 넣어준 후, 참기름 후추로 간합니다.

새송이버섯 + 잣마늘소스

암 킬링포인트 ▶ 잣의 감마리놀렌산은 피를 맑게 해주고, 콜레스테롤 수치를 낮춰줍니다. 다양한 비타민과 철분이 항산화 작용을 하기 때문에 암 예방에 도움이 되는 식품입니다.

1. 잣마늘소스 : 마늘 10쪽을 푹 삶아서 익힌 뒤 으깹니다. 잣가루 2큰술, 설탕 1큰술, 식초 1큰술, 다진 파 ½큰술, 겨자, 깨, 소금 각 약간을 으깬 마늘과 섞습니다.

2. 새송이버섯을 모양을 살려 얇게 썰어 소금을 뿌린 뒤 참기름, 들기름을 섞어서 바릅니다.

3. 구운 새송이버섯 위에 잣마늘소스를 뿌립니다.

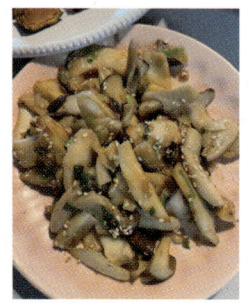
　　　　잣마늘소스를 곁들이지 않을 경우, 새송이버섯을 마늘과 함께 중불에 15분 볶다가 맛간장 소스, 조청을 넣어주면 끝입니다!

느타리버섯 나물

암 킬링포인트 ▶ 버섯에 있는 다양한 항암물질은 암세포를 직접적으로 공격하거나 암 유발을 억제하는 효과가 있으니, 버섯류를 이틀에 한 번 정도는 드시면 좋겠습니다. 국, 찌개, 구이, 볶음 등 다양한 방법으로 조리하고 특히 조리 시에는 물에 씻지 않는 것이 중요합니다.

1. 냄비에 물 ½컵을 부어 끓으면 느타리버섯 1팩과 소금을 조금 넣어 볶듯이 데친 뒤 식힙니다.
2. 느타리버섯 물기를 조금 짜낸 뒤 길게 찢어서 국간장 2작은술, 맛술 1작은술을 넣고 무칩니다.
3. 팬에 올리브오일를 두르고 2.의 버섯을 볶습니다. 마지막에 채 썬 파를 넣고 한 번 더 볶은 후 깨와 참기름을 뿌립니다.

버섯 육개장

1. 소고기 국거리 500g을 찬물에 30분 담가 핏물을 뺍니다.
2. 큰 냄비에 무 반 개, 양파 1개, 다시마 3장, 고기를 넣고 물을 가득 붓고 1시간 끓입니다.
3. 건더기는 버리고 고기는 잘게 찢습니다.
4. 느타리버섯 2팩, 표고버섯 1팩, 그 외 원하는 버섯, 숙주 1봉지, 얼갈이 1단, 대파 1대를 썰어 양념에 버무립니다. 간이 배도록 5분 정도 둡니다(양념 : 고춧가루 4큰술, 다진 마늘 4큰술, 참치액 3큰술, 국간장 3큰술).
5. 냄비에 육수와 버무려둔 고기, 채소를 담고 강불에 끓입니다.
6. 끓어오르면 중약불로 줄인 뒤 30분 더 끓입니다.

느타리버섯 전

1. 달걀물에 소금으로 간한 뒤, 세로로 잘게 찢은 느타리버섯, 채 썬 양파, 4cm 길이로 썬 부추를 넣습니다.
2. 팬에 기름을 두르고 손바닥만한 크기로 부칩니다.

섬유소를 품은 식단

잡곡밥	현미, 보리, 콩, 수수, 찹쌀, 귀리, 녹두, 호밀가루, 콩, 팥
해조류	파래, 김, 미역, 다시마
버섯	표고버섯, 목이버섯

채소	· 손바닥 크기 접시, 한 끼 2~5접시 · 나물, 생채, 샐러드, 쌈으로 먹습니다. 양배추, 양상추, 당근, 미나리, 풋고추, 깻잎, 가지, 쑥갓, 시금치, 케일, 치커리, 새싹 채소, 피망, 토마토, 연근, 도라지, 양파, 호박, 아보카도, 부추, 브로콜리
과일	· 사과, 배, 감귤류, 딸기, 블루베리(사과 1개 크기로 하루 1~2회 먹습니다)

5-5

고기, 해산물요리를 3분 컷으로 만드는 레드·블랙 만능 소스

레드소스, 블랙소스

해산물과 육류를 익힌 뒤 이 두 소스 중 하나만 넣으면 요리가 끝납니다. 얼마나 쉬운가요! 레드소스와 블랙소스는 한 번 만들어 두면 3개월 정도는 두고두고 사용할 수 있습니다. 냉장고에 늘 쟁여두시고 사용하세요.

모든 빨간색 요리에 '레드소스'

딱 10분만 마음먹고 한 통 만들어두세요. **소스는 냉장고에 6개월 동안 넣어두고 마음 편히 요리할 수 있습니다.** 숙성될수록 맛있습니다. 레드소스에 고기만 넣고 조물조물해서 팩에 소분해 얼려두면 한 달 동안 보관 가능합니다.

오징어볶음, 돼지고기볶음, 닭볶음탕, 생선조림, 두부조림, 매운탕, 떡볶이 즉, 모든 빨간 색 음식!	
소스 재료	물 반 컵, 진간장 3컵 반, 고춧가루 1컵, 물엿 1컵, 마늘 ⅓컵, 생강 ¹⁄₁₀ 컵, 설탕 ⅔컵
만드는 법	1. 물, 진간장을 넣고 먼저 끓입니다. 2. 1번이 끓어오르면 설탕과 물엿을 넣고 끓입니다. 3. 불을 끄고 마늘, 생강을 넣은 후 식힙니다. 4. 차가울 때 고춧가루를 넣어야 숙성이 잘되기 때문에 식힌 뒤 고춧가루를 넣고 불립니다. 요리 킥 : 하루 실온에 두었다가 냉장고에 보관합니다. 한 달이 지나면 더 맛있어집니다.

맛간장 블랙소스

각종 고기 요리에 이것 하나만 넣어도 요리가 끝납니다. 꿀, 청양고추, 발사믹 식초 등을 넣어서 다양한 맛으로 활용할 수 있습니다.

생선조림, 멸치볶음, 채소볶음, 버섯볶음, 해산물 볶음, 잡채, 스테이크 각종 무침, 각종 고기요리	
재료	국간장 5컵, 진간장 5컵, 맛술 3컵, 물 1컵 반, 설탕 2컵, 물엿 1컵 다진 마늘 ⅗컵, 다진 생강 ¼컵, 대파 5대 다시마 손바닥 크기 5장, 건표고버섯 10~12개, 정종 1컵(생략 가능)
만드는 법	1. 냄비에 위 재료를 다 넣고 설탕과 물엿이 녹도록 저어줍니다. 끓으면 약불로 줄여 대파가 푹 무를 정도로 20분 정도 더 끓입니다. 2. 대파는 버리고, 냉장 보관합니다. 3. (선택) 불 끄고 사과 1개, 레몬 1개를 얇게 썰어 냄비에 넣고 다음 날 건져냅니다.

고기와 찰떡궁합, 마늘의 효능

< 마늘 먹기 Project >

1. 나물 반찬, 무침, 국, 찌개 : 모든 종류의 반찬에 다진 마늘이 들어가는 것과 아닌 경우는 맛의 차이가 큽니다. 반찬 종류나 오징어무침 등의 숙회무침, 국, 찌개에 마늘을 즐겨 사용하세요.

암 킬링포인트 ▶ 마늘에 많은 셀레늄은 항암과 항산화 효과가 뛰어납니다.

2. 샐러드에 올려 먹기 : 얇게 편으로 썰어서, 올리브오일을 두른 뒤 살짝 구워서 모든 종류의 샐러드에 올려 먹습니다.

암 킬링포인트 ▶ 알리신은 정상세포가 암세포로 변이되는 과정을 막는 기능도 뛰어나다고 합니다.

3. 스파게티, 볶음밥 : 스파게티를 만드는 과정에서 많이 넣고, 편으로 썰어 구운 마늘은 볶음밥에도 많이 올려 먹습니다.

암 킬링포인트 ▶ 항산화 효소, 비타민뿐만 아니라 게르마늄이라는 미네랄은 피로회복에도 도움을 줍니다.

4. 바늘 가는 데 실 가듯이, 고기 먹을 때 : 단백질 보충을 고기로 할 경우, 반드시 마늘을 챙겨 드세요. 고기의 느끼함도 잡아주어 질리지 않고 먹을 수 있습니다.

5-6

맛잘러의 소고기, 닭고기, 오리고기 요리

돼지고기 레시피

돼지고기 수육 & 콩나물무침

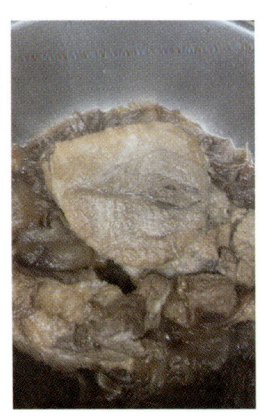

암 킬링포인트 ▶ 고기기 암을 유발할까요? 당연히 그렇지 않습니다. 고기 자체는 암을 유발하지 않고, 오히려 단백질, 철분, 아연이 풍부해서 권장량을 지켜서 먹어야 합니다. 주의하실 점은 220도 이상의 조리기구에서 단백질 식재료를 요리하면 발암물질(헤테로사이클릭아민)이 발생할 수 있으므로 높지 않은 온도에서 익히는 것이 바람직합니다. 삶을 때 쌍화탕 재료를 한 봉지 넣으면 한방 수육의 맛이 납니다.

1. 냄비 바닥에 양파 2개, 대파 1대, 사과(생략 가능)를 채썰기 해서 깔아줍니다.
2. 고기를 위에 올리고 고기 냄새를 잡기 위해서 쌍화탕 재료 한 봉지와 맛술 ¼ 컵을 넣어줍니다. 물은 전혀 넣지 않습니다.
3. 센 불에서 끓이다가, 끓기 시작하면 중 불로 줄여서 50분 놔둡니다.
4. 익힌 콩나물과 파채를 섞은 후, 고춧가루 3큰술, 매실청 2큰술, 까나리액젓 1큰술, 참기름 1큰술, 깨 조금을 넣고 무쳐서 함께 먹습니다.

제육볶음

암 킬링포인트 ▶ 단백질은 몸에 중요한 세포막이나 근육, 항체를 만드는 핵심 영양소라는 것을 반드시 기억하세요. 식물성 단백질은 물론 적당량의 동물성 단백질을 신경 써서 섭취해야 합니다.

1. 돼지고기 얇게 썬 목살 부위 1근(600g, 3~4인분) 준비합니다.
2. 레드 소스 또는 고추장 3큰술, 고춧가루 1큰술, 설탕 1큰술, 요리엿 2큰술, 매실액 1큰술, 청주 2큰술, 마늘 2큰술, 진간장 1.5큰술, 국간장 ½큰술, 까나리액젓 ⅔작은술, 생강가루 ½작은술, 참기름 1.5작은술, 다진 파를 넣은 양념에 고기를 주물러 양념이 배도록 냉장고에 넣어둡니다.
3. 양파와 파는 따로 채를 썰어 찬물에 담급니다. 매운맛을 뺀 후, 구운 고기 위에 올립니다.

돼지고기 목살(등갈비) 김치찜

암 킬링포인트 ▶ 지방은 암세포의 먹이가 됩니다. 삼겹살보다는 지방이 적은 얇게 저민 목살을 구워 먹거나 덩어리째 사서 수육이나 김치찜을 해드세요.

1. 냄비 바닥에 고기를 깔고, 양념이 많은 김치의 경우 물로 씻어낸 뒤 김치로 고기를 덮어줍니다.
2. 고기와 김치가 절반 정도 잠기도록 물이나 멸치육수를 붓습니다.
3. 들기름 1큰술(필수), 액젓 1큰술(필수), 다진 마늘 1큰술(필수), 고춧가루 1큰술, 설탕 조금, 물엿 조금, 후추 조금, 맛술 조금을 넣고 중불에서 50분 끓입니다.

목살구이로 월남쌈

1. 양파는 단맛이 올라오도록 오랫동안 익힙니다. 많이 익힌 양파를 넣으면 굳이 파인애플을 넣지 않아도 됩니다.
2. 파인애플이 아니더라도, 자두, 딸기 등 원하는 상큼한 과일을 잘게 썰어둡니다.
3. 상추, 오이, 파프리카 등 집에 있는 채소를 잘게 썰어둡니다.
4. 목살을 구워서 약간 긴 모양으로 잘게 자릅니다.
5. 라이스 페이퍼를 뜨거운 물에 적셔 위의 재료를 싸서 스윗칠리 소스에 찍어 먹습니다.

돼지고기 간장 숙주 볶음

1. 돼지고기를 굽다가, 숙주나물을 넣어 숨이 죽을 정도로 익힙니다.
2. 블랙소스를 넣습니다. 깨와 참기름을 뿌립니다.

소고기 레시피

소고기 샤부샤부

소고기가 없는 경우 두부만 넣어도 맛있습니다.

1. 육수를 따로 만들 필요 없이, 쯔유만 물의 양에 맞춰서 살짝 간이 될 정도로 넣습니다. (진한 맛을 원하면 국간장 : 액젓 : 참치액을 1:1:1로 넣습니다)
2. 육수가 끓으면 냄비에 취향대로 좋아하는 버섯 4종류를 넣습니다.
3. 배추(얼갈이배추, 봄동), 애호박, 양파, 파, 단호박(당근) 등 채소를 넣습니다.
4. 채소가 다 익은 후 쇠고기나 두부를 넣고, 살~짝 익혀서 스윗칠리소스나 폰즈 소스에 찍어 먹습니다.

초간단 소고기 불고기

1. 불고깃감을 사 와서, 프라이팬에 익힙니다. 미리 블랙 소스에 재워둘 수도 있지만, 시간이 없는 경우 고기를 익힌 뒤 뜨거운 상태일 때 블랙 소스를 넣으면 같은 맛이 납니다.
2. 고기가 조금 익었을 때, 양파(건강한 단맛)를 반은 다져 넣고, 반은 반달 모양

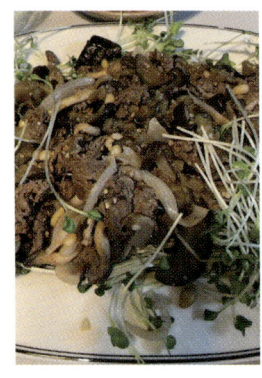

으로 썰어 넣습니다.

3. 양파를 넣을 때 양배추(건강한 단맛), 가지, 버섯을 넣습니다.

4. 위 재료가 익으면 깻잎, 파프리카, 파를 넣습니다.

5. 고기에 적당히 간이 되도록 블랙 소스를 숟가락으로 조금씩 뿌려가며 볶습니다. 단맛이 부족하면 조청을 조금 넣습니다.

6. 불을 끄고, 참기름과 깨를 뿌립니다.

육개장

<방법 1> 고기를 볶아서 만들기

1. 불고깃감을 고추기름에 볶거나, 냄비에 올리브오일을 두르고 고기를 볶다가 고춧가루 1~2큰술을 넣습니다.

2. 고사리, 숙주, 버섯, 양파 중 원하는 재료를 넣습니다.

3. 대파가 많이 들어가면 맛이 좋아 1. 볶는 과정에 같이 넣거나 2. 과정에서 함께 넣습니다.

4. 물을 넣습니다.

5. 국간장 2큰술, 까나리액젓 1.5큰술을 넣어 간을 합니다. 소금은 넣지 않습니다.

6. 끓어오르면 중강불로 줄여서 10~15분 끓입니다.

<방법 2> 고기를 삶아서 만들기

1. 소고기 국거리 500g을 찬물에 30분 담가 핏물을 뺍니다.
2. 큰 냄비에 무 반 개, 양파 1개, 다시마 3장, 고기를 넣고 물을 가득 붓고 1시간 끓입니다.
3. 건더기는 버리고 고기는 잘게 찢습니다.
4. 느타리버섯 2팩, 표고버섯 1팩, 그 외 원하는 버섯, 숙주 1봉지, 얼갈이 1단, 대파 1대를 썰어 양념에 버무립니다. 간이 배도록 5분 정도 둡니다. (양념 : 고춧가루 4큰술, 다진 마늘 4큰술, 참치액 3큰술, 국간장 3큰술)
5. 냄비에 육수와 버무려둔 고기, 채소를 담고 강불에 끓입니다.
6. 끓어오르면 중약불로 줄인 뒤 30분 더 끓입니다.

닭고기 레시피

닭볶음탕

1. 끓는 물에 잘게 토막 낸 닭 한 마리를 넣고 2분 끓입니다(닭 냄새 제거, 기름기를 뺍니다).
2. 넓고 오목한 프라이팬(웍)에 물 2컵, 닭을 넣고 양파, 감자 등 넣고 싶은 채소나 떡 사리를 넣습니다.
3. 레드소스 또는 진간장 3큰술, 고춧가루 1큰술, 고추장 2큰술, 다진 마늘 1큰술, 맛술 1~2큰술, 단맛을 위해 조청이나 올리고당 조금, 매실청 1큰술, 참기름 3큰술을 넣습니다.

4. 강한 불에 끓이다가, 보글보글 끓으면 중불로 줄여서 총 20분 정도 끓입니다.

5. 대파를 넣고 마지막에 깻잎을 6등분해서 넣고 불을 끕니다.

토종닭 1마리, 마늘 20알 백숙

요리 킥 : 일반 닭보다 토종닭으로 만든 백숙의 국물 맛이 깊어서 닭은 토종닭을 즐겨 먹습니다.

1. 기름이 많이 나오지 않도록 껍질을 벗기고 안쪽까지 깨끗이 씻습니다. 찹쌀을 1컵 씻어서 배 속에 넣습니다.

2. 닭이 잠기도록 물을 붓고, 마늘 20알, 파 1대, 양파 1개를 자르지 않고 통으로 넣고 후추, 소금으로 간한 뒤 1시간 중불에서 끓입니다. 낮은 불에 더 오래 끓일수록 맛있습니다.

닭봉 오븐구이

날개와 닭봉은 소금, 후추만 뿌려서 미니 오븐에 넣기만 하면 20분 만에 조리가 끝나니 대표적인 간편 단백질 요리입니다. 닭날개는 기름이 많아서 닭봉으로 오븐구이를 자주 합니다.

1. 닭봉은 씻어서 물기를 닦고, 소금, 후추를 뿌립니다.

2. 미니 오븐에 넣고, 온도 180도, 20~30분 설정합니다.

3. 양념구이를 원하면, 팬을 달군 뒤 온도를 낮춰 구운 닭봉을 넣고 진간장 1큰술, 조청 1큰술로 소스를 만들어 팬이 뜨거울 때 살짝 버무려줍니다.

오리고기 레시피

암 킬링포인트 ▶ 오리고기는 불포화지방산이 많아 다른 육류보다 몸에 좋습니다. 화학 재료가 가미된 햄에 가까운 훈제오리는 피하고, 가능하면 오리 그 자체를 잘라서 포장한 것을 사세요.

오리고기 무쌈

무쌈을 직접 만들 수도 있지만, 무를 얇게 써는 도구가 없다면 시중에 파는 무쌈을 사서 드세요.

1. 파프리카, 양파, 오이는 채를 썹니다. 그 외 다양한 채소를 활용합니다.
2. 무쌈에 위 채소, 무순, 구운 오리고기를 올려서 싸 먹습니다.

오리고기 단호박 찜

암 킬링포인트 ▶ 단호박은 우리 몸의 독성 물질이나 발암물질을 제거하는 데 도움을 주는 노란 색소, 카로티노이드가 풍부합니다.

1. 작은 단호박의 꼭지 부분을 잘라내고 속을 모두 비웁니다. 모짜렐라치즈를 먼저 담습니다.
2. 달걀 1개를 넣어서 살짝 저어줍니다.
3. 오리고기를 볶아서 기름을 뺀 후 채 썬 양파, 소금, 후추 넣어서 단호박에 넣습니다.

4. 찜기에 넣거나, 냄비에 물을 절반 정도 넣고 중간 불로 30분 익힙니다.

5. 접시에 놓고, 칼로 잘라 단호박이 피자처럼 둥글게 펼쳐지도록 합니다.

5-7

휘리릭 만드는 해산물, 생선 요리

갈치, 조기조림

암 킬링포인트 ▶ 생선은 대부분 냉장실로 옮겨 해동한 후, 팬에 올리기만 하면 되니 어찌 보면 가장 간단한 요리 재료입니다. 생선과 육류를 하루 한 번씩 번갈아 먹습니다. 그만큼 생선이 건강에 좋기 때문인데요, 생선에는 질 좋은 단백질, 건강한 지방산, 비타민, 미네랄까지 풍부합니다. 육류에 비해 지방이 적은 고단백 식품이니 신경 써서 챙겨 드세요.

1. 무, 감자, 양파를 반드시 냄비 바닥 전체에 먼저 깔고 그 위에 생선을 올립니다.
2. 양념 레드소스 또는 아래 양념을 섞어서 생선 위에 붓습니다.
3. 물을 500mL 또는 생선이 약간 잠길 정도로 붓습니다.
4. 대파를 썰어 위에 올리고, 센 불에 끓이다가 중약불에서 30분 정도 끓입니다.

(양념 : 갈치 한 마리 기준, 고춧가루 ½컵 또는 더 적게, 고추장 1큰술, 국간장 1큰술,

맛술 3큰술, 설탕 1큰술, 요리엿 또는 올리고당 2큰술)

고등어 조림

암 킬링포인트 ▶ 비타민D가 부족하면 골다공증뿐만 아니라 우울증이 오기 쉽습니다. 특히, 비타민D를 요양병원 의사들은 천연 항암제로 칭송하고, 정신의학을 전공한 의사들은 천연 항우울제라고 부른다는 말씀은 앞서 설명한 바와 같습니다. 고등어와 연어에는 비타민D가 많습니다. 다른 생선보다 특히 고등어는 수산물 이력조회가 되는 수협쇼핑에서 구입합니다. 수협쇼핑에서 조기를 주문했을 때 박스 포장에 중금속 오염 검사를 통과했다는 표시가 되어 있어서 안심이었습니다. 꼭 수협쇼핑이 아니더라도 수산물이력조회가 되는 곳, 중금속 오염 검사를 통과한 곳에서 구입하시기 바랍니다.

1. **요리 킥 :** 살이 으스러지지 않게 하기 위해 고등어를 먼저 굽습니다. 올리브오일을 두르고 뼈가 발라진 고등어를 올려 뒤집어가며 양면을 굽습니다.
2. 다 익으면, 양파 1개를 썰어서 냄비 밑에 깝니다. 양념이 많은 김장김치는 씻어내고 그렇지 않은 김치는 양념을 털어낸 뒤 같이 깔아줍니다.
3. 고춧가루 1큰술, [국간장+까나리액젓+참치액젓] 1:1:1로 더한 것 2큰술, 설탕 1큰술(조절)을 넣고, 물을 자박하게 붓습니다.
4. 약불에서 30분 조립니다.

코다리 무조림

암 킬링포인트 ▶ 생선의 오메가3는 혈액 속의 지방 성분을 줄여주기 때문에 혈관의 청소부로 불립니다. 일주일에 2번 이상은 질 좋은 단백질을 먹어준다는 생각으로 생선을 섭취하시면 좋겠습니다. 다양한 조리법과 여러 가지 생선을 활용해주세요.

1. 멸치육수 2컵에 무와 양념을 넣어 끓입니다.
2. 무가 익으면 코다리, 양파를 넣습니다.
3. 중불에서 뚜껑 열고 아래 양념 또는 레드, 블랙 소스를 끼얹으며 조립니다.
   (양념 : 진간장 4큰술, 국간장 1큰술, 맛술 2큰술, 다진 마늘 2큰술, 고춧가루 2.5큰술, 요리엿 2.5큰술, 매실청 1큰술, 후추 조금)

집에서 만드는 가성비 좋은 연어 초밥

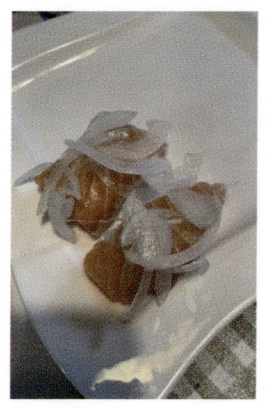 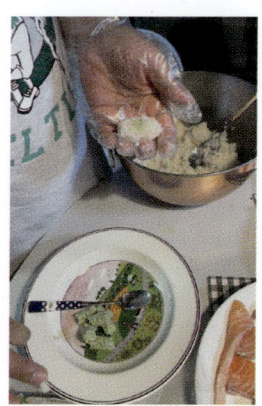 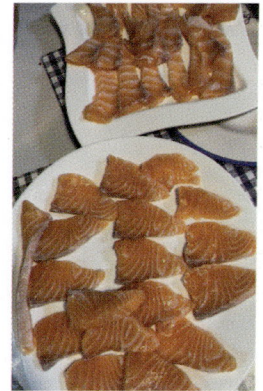

암 킬링포인트 ▶ 연어는 슈퍼푸드로 단백질, 오메가3가 풍부해서 심혈관 건강에 좋고, 두뇌기능 향상, 항염증 작용에도 탁월합니다. 특별한 조리 비법 없이도 손쉽게 만들어 먹을 수 있어서 추천하지만, 자연산 연어의 경우 중금속 오염에 대한 염려가 있으니 지나치게 섭취하지는 않도록 합니다.

1. 생연어를 사 와서 초밥을 만들기에 적당한 크기로 자릅니다.
2. 밥 4공기, 식초 3큰술, 설탕 1큰술, 소금 1작은술로 단촛물을 만들어 흰밥에 비벼줍니다.
3. 양파는 최대한 가늘게 채를 썰어 찬물에 담가 매운맛을 빼줍니다.
4. 뭉친 밥 위에 연어, 양파를 올려 간장소스(진간장 1큰술, 물 1큰술, 참치액 ½큰술 비율)에 찍어 먹습니다.
5. 식당에서 먹는 기분을 내고 싶을 때 소스(양파 2큰술, 피클 1큰술, 마요네즈 조금, 레몬즙 1.5큰술, 꿀 1큰술, 후추 조금)를 갈아서 올리고, 그 위에 양파를 올립니다.

훈제연어 샐러드

암 킬링포인트 ▶ 생선에 있는 오메가3 지방산은 뇌에서 분비되는 행복 호르몬인 세로토닌을 더 많이 분비하도록 도와준다고 하니, 생선을 먹으면 우울감을 완화시키는 데도 도움이 됩니다.

1. 양상추, 상추, 로메인, 파프리카, 피망, 오이 등 샐러드에 넣고 싶은 채소를 접시에 담습니다.

2. 훈제 연어를 올립니다.

3. 소스(올리브오일 반 컵, 식초 ¼컵, 설탕 3큰술, 레몬즙 1큰술, 연겨자 1작은술, 다진 양파 조금, 소금 조금)는 먹기 직전에 뿌립니다.

해물 채소 무쌈

1. 한치는 채 썰고, 새우는 반으로 갈라 소금, 후추로 간해서 볶습니다.
2. 파프리카는 색깔별로 채 썰고, 무순은 씻어둡니다.
3. 동그란 쌈무를 접시 가운데 놓고, 새우, 한치, 채소를 빙 둘러서 올립니다.
4. 무쌈을 싸서 초장에 찍어 먹습니다.

낙지 북어국

요리 킥 : 모든 국에 낙지를 마지막에 넣어서 끓이면 영양이 풍부해집니다.

1. 황태채 또는 북어채 1줌을 물에 잠깐 불려 꼭 짭니다.
2. 들기름 1큰술 넣고 5분 정도 볶으면 뽀얀 국물을 만날 수 있습니다.
3. 멸치육수(또는 쌀뜨물) 3컵을 넣고 끓입니다.
4. 팔팔 끓으면 콩나물, 다진 마늘, 무, 양파, 멸치육수(또는 쌀뜨물) 1컵을 더 넣고 20분 끓입니다.
5. 밀가루 뿌려서 문질러 씻은 낙지와 파 1대를 잘라 넣고, 낙지가 익으면 불을 끕니다. 싱거우면 국간장을 조금 넣습니다.

낙지 불고기전골

요리 킥 : 전복을 추가해보세요.

1. 불고기 양념(진간장 3큰술, 다진 마늘 1큰술, 설탕 1큰술, 청주 1큰술, 참기름 1큰

술)을 해둡니다.
2. 낙지 양념(진간장 2큰술, 고춧가루 2큰술, 청주 1큰술, 다진 마늘 1큰술, 후추 조금)을 만듭니다.
3. 양파, 파, 버섯 등 채소를 볶다가 고기를 넣고 익히고 다 익으면 파를 넣습니다.
4. 밀가루 뿌려서 문질러 씻은 낙지를 넣고 익히다가, 마지막에 미나리, 팽이버섯을 넣습니다.

낙지볶음

요리 킥 : 소면을 삶아 곁들여보세요.

1. 낙지볶음 양념(고춧가루 2큰술, 설탕 2큰술, 다진 마늘 2큰술, 고추장 2큰술, 진간장 1큰술, 굴소스 1큰술, 생강즙 ½큰술, 후추 조금)을 만듭니다. 양념은 맵기에 따라 조절합니다.
2. 밀가루 뿌려서 문질러 씻은 낙지를 잘라 뜨겁게 달군 웍에 한 번 데치듯 볶습니다.
3. 낙지를 꺼내고 웍에 올리브오일을 두른 후 다진 마늘을 넣고 볶습니다.
4. 채소(당근, 양파, 버섯, 호박 등)를 넣고 양념장을 절반 정도 넣고 볶습니다.
5. 데친 낙지를 넣고 남은 양념을 다 넣은 후 강한 불에서 2분 이내에 휘리릭 빨리 볶습니다.
6. 깻잎을 크게 잘라 넣고 볶다가, 참기름, 통깨를 넣고 마무리합니다.

오징어볶음

1. 오징어 2마리, 양파, 대파는 길게 썰어 길이를 비슷하게 합니다.
2. 고추장 2큰술, 고춧가루 2큰술, 진간장 2큰술, 참치액 ½큰술, 설탕 1큰술,

매실액 ½큰술, 다진 마늘 1큰술, 참기름 2큰술, 들기름 1작은술을 넣어 양념을 만들어둡니다.
3. 양파를 웍의 가장 아래에 깔고, 오징어를 올린 뒤, 가장 위에 양념장을 올립니다.
4. 뚜껑을 덮고 중불에 3분 정도 두었다가, 뚜껑을 열고 위에 미나리를 올린 후 양념을 골고루 섞어줍니다.

오징어 시금치 무침

1. 오징어 3마리는 반으로 잘라 내장을 빼주고, 키친타올로 껍질을 잡아서 벗겨냅니다(컨디션이 좋을 때는 몸통 안쪽에 사선으로 칼집을 내서 모양도 내봅니다).
2. 오징어를 잘라 데쳐냅니다.
3. **요리 킥** : 시금치를 넣기 전에 데친 오징어를 먼저 무칩니다. 고추장 3큰술, 고춧가루 ½큰술, 식초 3큰술, 설탕 3큰술, 다진 마늘 1큰술, 깨 1큰술, 참기름 1큰술에 오징어를 먼저 무칩니다.
4. 시금치 또는 섬초 반 단을 데쳐서 물기를 꼭 짠 뒤, 3.의 오징어무침에 넣어서 한 번 더 버무립니다.

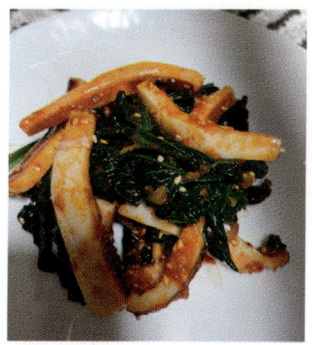

5-8

다양한 샐러드, 채소 겉절이 즐겨 먹기

채소의 독소 배출·해독 기능

암 킬링포인트 ▶ 채소에는 식이섬유 뿐만 아니라 해독에 필요한 원소들이 다량 함유되어 있어서 몸 속의 나쁜 물질을 끌어안아 몸 밖으로 배출시킵니다. 몸 속 쓰레기를 배출시켜 주기 때문에 장이 깨끗해집니다. 독소 배출을 위해 샐러드와 겉절이를 자주 드세요.

5성급 호텔 쉐프에게 배워 즐겨 해먹는 소스

레몬, 올리브오일	입맛 없을 때 새콤한 드레싱의 샐러드를 먹습니다. 레몬즙 60mL, 식초 1큰술, 아가베시럽 2큰술, 올리브오일 3큰술, 소금 ½작은술
파인애플, 올리브오일	파인애플 조각, 올리브오일 1큰술, 소금, 후추, 물을 취향과 파인애플의 양에 맞춰 2~3큰술 넣고 믹서기에 갑니다.

요거트, 올리브오일	요거트, 소금, 후추, 꿀을 섞어 재료에 뿌립니다. 요리 킥 : 올리브오일은 마지막에 뿌립니다.
키위, 사과, 양파, 올리브오일	키위 2개, 사과 반 개, 양파 ¼개에 사과식초 3큰술, 아가베시럽 3큰술, 올리브오일 3큰술을 넣고 갈아줍니다. (과일을 갈아 만든 샐러드 소스, 다양한 파이토케미컬을 함유한 질 좋은 과일소스입니다. 요리 킥 : 냉장고에 10일간 보관할 수 있습니다. 모든 샐러드에 가능하니 작은 통에 나눠서 넣어두고 쓰세요.)
모더나식초, 올리브오일	모더나식초 1큰술, 올리브오일 1큰술, 발사믹글레이즈 1큰술을 섞어줍니다.
씨겨자, 올리브오일	씨겨자 ⅔큰술, 올리브오일 4큰술, 설탕 2큰술, 레몬즙 2큰술, 식초 1.5큰술, 소금 조금
흑임자 드레싱 소스	파인애플 100g, 오렌지주스 50mL, 두부마요네즈 50g, 설탕, 소금 조금, 기(Gee)버터 10g, 연유 20g, 흑임자가루 50g을 섞습니다. 요리 킥 : 두부마요네즈 만드는 법 두부 ¼모, 같은 양의 캐슈너트, 식초 1큰술, 올리브오일 1큰술, 조청 또는 꿀 1큰술, 소금 ½작은술을 믹서기에 넣고 갈아서 크림 상태가 되도록 합니다. 두부 타르타르 소스 : 두부 마요네즈에 오이피클, 셀러리를 잘게 다져 넣고, 기호에 따라 소금, 꿀, 식초를 넣으면 타르타르 소스가 됩니다.

가든 샐러드

암 킬링포인트 ▶ 샐러드에서 가장 중요한 것은 올리브오일인데 '엑스트라버진'을 사용해주세요. 이 올리브오일은 열을 가하지 않고, 냉식 압착 방식으로 기름을 추출하기 때문에 영양소의 파괴가 적습니다. **항산화 성분이 많아서 혈압을 조절해주고, 심장의 노화 속도를 낮춰주는 기능을 하는 3대 슈퍼푸드 중 하나인 올리브오일를 넣은 음식을 꼭 챙겨 드시기 바랍니다.**

1. 오이, 로메인 각자 입맛에 맞는 초록 잎채소를 썹니다.
2. 방울토마토, 바나나, 사과, 딸기, 오렌지, 무화과 등은 적당한 크기로 썹니다.
3. 삶은 달걀을 올리거나, 닭가슴살, 안심을 구워서 잘라 아래 소스 중에서 선택해 먹습니다.

카프레제 샐러드

암 킬링포인트 ▶ 채소에는 당이 없어 먹어도 살이 찌지 않고, 혈당을 높이지 않아 질병치료에 도움이 됩니다. 많은 연구에서 채소는 항산화 작용을 하는 물질을 대량 함유하고 채소의 섭취량이 많을수록 암 발생 비율이 낮았다고 보고되고 있습니다. 염증을 억제하는 약 같은 존재라서 채소를 먹을수록 우리 몸의 면역력이 올라가는 것은 너무나 당연합니다.

가장 간편하고, 맛있게 토마토를 먹을 수 있는 방법. 발사믹 글레이즈를 동그랗게 점 찍듯이 접시에 조금씩 짜주세요. 일류 쉐프의 샐러드로 업그레이드됩니다.

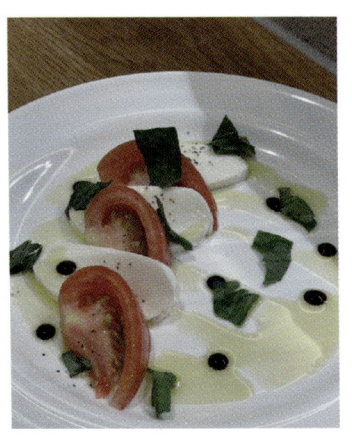

1. 토마토 반 개 : 반으로 잘라 납작한 반달 모양이 되도록 자릅니다. (방울토마토 경우 반으로 자릅니다. 입안에 닿는 부분의 토마토 즙이 식욕을 자극합니다.)
2. 모짜렐라치즈 : 길게 반으로 잘라, 납작한 반달썰기로 얇게 자릅니다.
3. 루꼴라, 참나물, 치커리, 바질 등 초록 잎채소를 올립니다.

4. 올리브오일 : 발사믹 식초 = 1:1 비율로 섞은 소스를 뿌립니다. 소금, 후추를 약간 뿌린 후 발사믹 글레이즈로 접시에 동그란 원을 그려줍니다.

브로콜리 샐러드

암 킬링포인트 ▶ 단백질, 탄수화물을 먹었다고 해도 몸에서 자동으로 흡수되는 것이 아닙니다. 비타민과 미네랄의 도움이 없으면 몸은 단백질과 탄수화물을 활용하지 못합니다. 이렇게 몸이 영양분을 흡수하도록 돕는 것이 비타민과 미네랄입니다. 채소와 과일은 비타민과 무기질, 당질을 공급하면서 몸의 대사 작용을 원활하게 해줍니다. 하루 중 반드시 섭취해 주세요.

브로콜리는 기둥 부분에 영양분이 많습니다. 잘라서 버리지 마시고, 아래 방법으로 대와 꽃 부분을 꼭 같이 드세요. 참깨 소스는 필수지방산, 오메가 6를 먹기 위해 들기름, 참깨로 만듭니다.

1. 브로콜리 손질해서 찌기
   (1) 나무 모양의 브로콜리를 잡고, 기둥인(대) 부분을 감자 깎는 칼로 살살 벗깁니다.
   (2) 몽글몽글한 꽃이 달린 작은 가지를 기둥까지 연결해서 하나씩 잘라줍니다.
   (3) 송이 부분만 썰어서 송이와 기둥 모두 쪄줍니다.
2. 아보카도 : 칼집을 넣어가며 반으로 잘라 씨를 빼고, 작은 반달 모양으로 자릅니다.
3. 토마토, 파프리카, 잎채소 : 취향에 따라 잘라서 넣습니다.
4. 참깨 소스 : 참깨가루 5큰술, 아몬드슬라이스 2큰술, 올리브오일 3큰술, 진

간장 1큰술, 다진 양파 1큰술, 아가베시럽 1큰술, 레몬즙 2큰술, 물 3큰술, 들기름 또는 참기름 2작은술을 모두 섞어줍니다.

브로콜리 흑임자소스 무침

암 킬링포인트 ▶ 브로콜리에 함유된 비타민C는 항산화제로 몸속을 클렌징하고 파손된 세포를 회복시켜서 항암과 면역 두 가지를 잡는 핵심 키워드입니다.

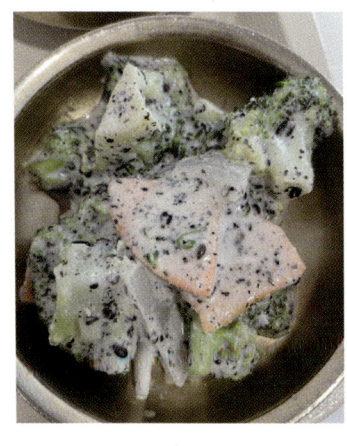

1. 샐러드 재료 : 데친 브로콜리, 사과, 배, 양파 모두 100g, 흑임자 가루 50g 준비합니다.
2. 흑임자 드레싱 소스 : 파인애플 100g, 오렌지주스 50mL, 두부마요네즈 50g(앞의 표 <5성급 호텔 쉐프에게 배운, 즐겨 먹을 수 있는 소스>에 자세히 나와 있습니다), 설탕, 소금 조금, 기(Gee)버터 10g, 연유 20g를 넣어 만듭니다.
3. 재료에 드레싱 소스를 섞어줍니다.

시금치 소고기 샐러드

'40대 전에 먹어둔 채소가 없으면, 40대 이후 내 몸에 번아웃이 온다'는 말이 있습니다. 고기는 소화되는 데 시간이 오래 걸리지만 이에 반해, 채소는 소화와 흡수가 빠르다는 점에서도 월등히 높은 점수를 줄 만합니다. 성장기 때에는 동물성 식재료와 식물성의 비율을 '8 : 2' 비율로 먹었다면, 나의 성장이 멈춘 후부터는 소화와 흡수가 느려지기 때문에 '동물성 식재료

: 식물성 식재료'의 비율을 거꾸로 '2 : 8'로 바꿔 먹어야 합니다. **채소를 고기보다 4배는 많이 먹어야 한다는 것입니다.**

1. 시금치를 30초 데쳐서 찬물에 살짝 담가 두 손으로 살짝 짭니다.
   요리 킥 : 너무 많이 짜면 시금치가 맛이 없어지니 조금 촉촉할 정도로 짭니다.
2. 소고기 400g에 블랙소스('5-6' 참고, 맛간장 소스)를 살짝 넣고 주물러 굽습니다.
3. 요리 킥 : 진간장 3큰술, 설탕 1큰술, 맛술 3큰술을 불에 올려 설탕이 녹으면 불을 끄고, 식초 2큰술, 참기름 2큰술, 후추 조금을 섞습니다. 이 소스에 시금치를 버무려 접시에 깔아줍니다.
4. 시금치 위에 구운 소고기, 파채를 올려서 3.의 나머지 소스를 뿌립니다.

해산물·해초 샐러드

1. 미역을 불려서 잘게 썰거나, 마트에 파는 해초 모듬을 삽니다.
2. 오이, 양파, 방울토마토, 무순, 양상추 등 각종 채소를 해초에 넣고 식초 3큰술, 매실 2큰술, 고추장 1.5작은술, 소금 한 꼬집, 올리고당 1큰술로 만든 양념에 버무립니다.
3. 올리브오일 3큰술을 마지막에 넣습니다.
4. 데친 해산물(오징어, 문어, 전복 등)을 곁들이면 더 맛있습니다.

채소 겉절이 양념

다양한 채소(상추, 로메인, 부추, 양파, 오이, 깻잎, 참나물, 쑥갓 등)를 이것저것 섞어서 넣고 양념과 함께 살짝 버무려주세요.

1. 요리 킥 : 참기름 1큰술로 먼저 채소를 코팅하면 숨이 빨리 죽지 않습니다. 채

소에 참기름을 넣고 살짝 버무립니다.

2. 고춧가루 2큰술, 액젓 1큰술, 참치액 1큰술, 식초 3큰술, 설탕 1.5큰술, 다진 마늘 1큰술로 양념을 만들어 버무립니다.

영양부추 무침

1. 고춧가루 1큰술을 부추에 뿌려 양념을 넣기 전에 먼저 버무립니다.
2. 설탕 1큰술, 식초 1큰술, 들기름 ½큰술, 국간장 1.5작은술, 깨 1큰술에 버무립니다.

채소의 효능을 알고 드세요

채소 / 과일	효능
쑥, 피망, 당근	항암
토마토, 감	항암, 활성산소를 억제
연근, 도라지, 양파, 마늘	항암, 항염, 항균
가지, 검은콩, 블루베리	항산화, 혈관 건강 증진, 골다공증 예방
부추, 현미, 브로콜리	활성산소를 제거, 노화 방지
호박, 시금치, 아보카도	항균, 항산화, 피로 해소(비타민 A, C, E)

어떤 음식에 비타민 A, C, D가 많나요?

비타민A	당근, 고구마, 호박, 삶은 달걀, 부추, 시금치, 파래, 김, 미역, 연어
비타민C	키위, 피망, 브로콜리, 케일, 파인애플, 오렌지, 딸기, 레몬
비타민D	달걀노른자, 건표고버섯, 고등어, 연어

5-9

해독 스무디,
녹즙 즐겨 찾기

식이섬유

이제 다이어트는 선택이 아닙니다. 생명 연장을 위한 루틴이 되어야 합니다. 천연스무디와 녹즙에는 우리 몸을 해독하고 재생시키는 다양한 영양소가 들어있습니다.

암 킬링포인트 ▶ 채소에 있는 식이섬유는 포만감을 느끼게 하고, 위의 기능을 좋게해 소화를 돕습니다. 식이섬유는 대장암 발병률을 낮추고, 나쁜 콜레스테롤인 LDL 수치를 낮춰주기 때문에 다양한 질병을 예방하는 데 도움이 됩니다. 적은양을 먹고도 이런 효과를 볼 수 있으니 소식, 다이어트가 필요한 사람들이 아니더라도 식이섬유는 꼭 챙겨드셔야합니다.

저는 녹즙기를 사용하면 영양소의 손실이 적어 토마토 녹즙, 사과 당근즙, 케일 파인애플 녹즙 등을 집에서 해먹고 있습니다. 굳이 녹즙기를 쓰지 않더라도 아래 스무디 만드는 방법을 참고하시면 집에서도 얼마든지 스무디와 해독주스를 만들어 드실 수 있습니다.

비트 스무디

통밀빵에 쨈 대신, 으깬 홍시를 올려 비트 스무디와 페어링합니다. 비트를 먹기 위해 바나나, 오렌지를 넣습니다. 단맛 나는 과일은 점점 줄여가고 비트의 양을 늘려주세요.

암 킬링포인트 ▶ 비트에는 간에 좋은 '비테인' 성분이 많아 해독에 으뜸인 식품입니다. 혈전을 방지하고, 혈액 내 콜레스테롤 수치를 낮춰주는 등 혈관의 컨디션을 좋게 하기 때문에 혈관 질환 예방에 좋고 면역력을 높여줍니다. 냉동실 3총사로 삶은 비트, 껍질 벗긴 잘 익은 바나나, 케일을 구비해두고 믹서기에 과일을 넣고 갈아 먹을 때 함께 넣습니다.

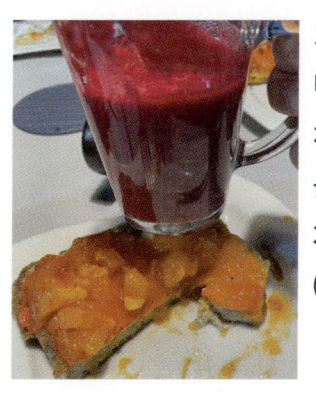

1. 비트 익히는 법

비트는 껍질째 익힙니다 : 옥살산이라는 독성이 있는 채소들이 있는데요, 비트도 그중 하나라서 약간의 열을 가해 찌는 방법으로 옥살산을 제거합니다. 아래 자세한 방법을 참고해주세요.

(1) 비트를 물에 담가 문지르면서 깨끗이 씻습니다. 비트를 자르고 찌게 되면 영양분이 흘러나와 버리게 되므로, 자르지 않은 비트를 껍질째 약불에서 50분 찝니다.

(2) 비트를 자릅니다. 한 번 먹을 크기는 대략 주먹 크기의 ¼ 정도가 됩니다. 4인 가족이라면 주먹 1개 크기의 비트를 적당히 잘라 지퍼백에 넣어 냉동해둡니다.

2. 스무디 만들기

   (1) 삶은 비트(주먹 크기의 ¼)와 바나나 100g(냉동)을 넣습니다.

   (2) 착즙오렌지, 사과즙, 레몬 물(물 1리터에 레몬 1개 짜서 넣은 물) 중 한 가지를 선택해서 200mL 넣고 믹서에 갈아줍니다.

셀러리 스무디

암 킬링포인트 ▶ 셀러리는 탄수화물 찌꺼기를 분해해주기 때문에 염증성 질환에 좋습니다. 셀러리 잎에는 비타민이 많고, 줄기에는 섬유질이 많습니다. 잎까지 다 넣어주세요. 파인애플은 통조림 제품을 쓰지 말고, 껍질을 벗겨서 자른 것을 사용합니다. 통조림 파인애플은 효소 성분(블러맬라닌)이 없어서 소화가 잘되지 않습니다. 파인애플 대신 키위도 가능합니다.

1. 셀러리 2~3대, 파인애플 링 1개~1개 반, 사과는 주먹만 한 작은 사과 껍질째 적당히 썹니다.

2. 믹서기에 물 200mL와 셀러리를 먼저 넣고 간 다음에, 파인애플과 사과를 넣고 갈아줍니다.

케일 바나나 스무디

암 킬링포인트 ▶ 케일에는 눈에도 좋은 루테인 등의 면역 물질이 풍부합니다. 바나나에는 천연 안정제로 불리는 물질과 마그네슘이 풍부해서, 칼슘의 흡수를 돕고 호중구(好中球) 수치를 올려줍니다. 이 스무디는 칼슘제, 영양제입니다. 자주 드세요.

1. 케일 100g을 살짝 찐 다음 잘게 자릅니다.
2. 잘 익은 바나나 2개, 사과 껍질째 1개, 물 500mL 넣고 믹서기에 곱게 갈아줍니다.

케일 시금치 해독주스

해독주스는 디톡스주스라고도 하는데요, 케일이나 시금치로 우리 몸을 해독하는 주스입니다.

1. 케일과 시금치는 소금물에 살짝 데칩니다.
2. 셀러리, 오이, 사과는 적당한 크기로 썰어 믹서기에 넣습니다.
3. 믹서기에 케일과 시금치를 넣고 갈아줍니다.

하루 두 가지 색깔로 섭취하세요

색깔별로 분류한 과일, 채소의 종류와 기능을 보여줍니다. 표에 나온 채소가 아니더라도 장을 보러 갔을 때 계절 별로 나오는 모든 초록잎들에 관심을 가져주세요.

색깔	채소/과일	기능	
빨강	사과, 딸기, 수박 빨간 피망, 파프리카 체리, 비트, 토마토	암 킬링포인트 ▶ 면역력	혈관 튼튼 항암, 항산화 작용

노랑	호박, 고구마, 살구 당근, 밤, 오렌지, 귤 파인애플,감, 옥수수	암 킬링포인트 ▶ 노화 예방	면역기능 향상 항암, 항산화 작용
녹색	짙푸른 녹색 잎채소, 피스타치오 오이, 셀러리	암 킬링포인트 ▶ 암 예방	간세포 재생(간 건강) DNA 손상 억제(암 예방)
보라, 검정	가지, 포도, 블루베리 자색고구마 적체, 흑미	암 킬링포인트 ▶ 항산화	혈전 생성을 예방 기억력 향상, 노화 예방 세포 손상 막아줌. 항산화 작용, 면역력 향상
흰색	마늘, 양파, 무 배, 더덕, 도라지	암 킬링포인트 ▶ 암 예방	콜레스테롤·혈압 떨어뜨림. 심장질환·암 예방 균·바이러스 저항력 높임.

채소, 과일, 수산물이 몸에 가장 좋을 때는?

1월	과일	귤, 한라봉, 사과	2월	과일	딸기, 한라봉
	채소	시금치, 생강, 브로콜리 당근, 우엉, 더덕		채소	냉이, 달래, 봄동, 취나물 시금치, 쑥갓, 더덕
	수산물	꼬막, 명태, 동태, 도미, 삼치		수산물	김, 꼬막, 바지락, 도미, 삼치
3월	과일	딸기	4월	과일	딸기
	채소	쑥, 냉이, 달래, 미나리 취나물, 부추, 우엉, 더덕		채소	미나리, 쑥, 부추, 죽순, 두릅
	수산물	주꾸미, 소라, 바지락, 꼬막		수산물	키조개, 소라, 주꾸미
5월	과일	체리, 매실	6월	과일	참외, 매실, 살구
	채소	양배추, 양파, 두릅, 취나물 아스파라거스, 미나리, 더덕		채소	가지, 초당옥수수, 감자 셀러리
	수산물	주꾸미, 다슬기, 멍게, 장어		수산물	오징어, 장어, 소라, 농어

7월	과일	수박, 복숭아, 블루베리 참외, 자두, 복분자	8월	과일	수박, 참외, 포도, 자두 복숭아, 블루베리, 청귤
	채소	가지, 오이, 옥수수, 토마토 양파, 도라지, 꽈리고추		채소	도라지, 고구마순, 감자 토마토, 오이
	수산물	갈치, 한치		수산물	갈치, 전복
9월	과일	사과, 배, 포도, 밤, 무화과	10월	과일	사과, 배, 밤, 감, 대추
	채소	송이버섯, 표고버섯, 고구마 도토리, 토마토, 참나물		채소	무, 배추, 토란, 고구마, 땅콩
	수산물	고등어, 광어, 갈치, 대하 게, 굴, 전복		수산물	전어, 고등어, 갈치, 홍게 대하, 꽃게, 굴, 새조개, 해삼
11월	과일	유자, 사과, 배, 감	12월	과일	귤, 레드향, 한라봉, 유자
	채소	늙은 호박, 배추, 무, 연근 시금치, 우엉		채소	시금치, 연근, 배추 무, 늙은 호박
	수산물	과메기, 고등어, 꼬막, 홍합, 가리비, 굴, 광어		수산물	방어, 아귀, 명태, 과메기 홍합, 파래, 김, 꼬막, 가리비

5-10

장과 뇌에 좋은 요거트, 집에서 만들어 드세요

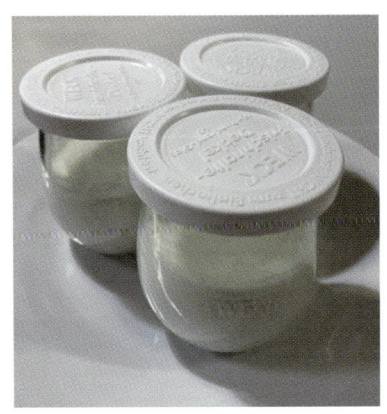 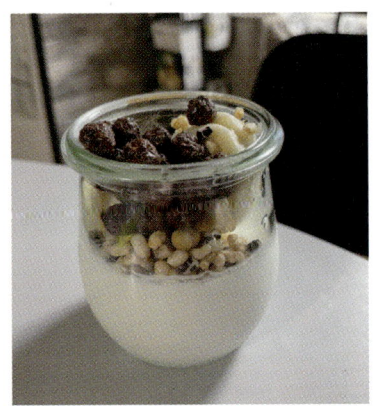

우유의 80%는 탄수화물이지만, 우유를 발효시킨 요거트와 치즈는 단백질입니다. 단백질뿐만 아니라, 요거트와 치즈 속에 들어있는 칼슘은 뼈에도 좋습니다. 미네랄과 유산균도 많아서 장을 튼튼하게 해줍니다.

하지만 시중에 파는 요거트에는 당과 다른 성분들이 첨가되어 있어서 과일과 함께 먹기에는 부담스럽더라고요. 그래서 저는 4년째 제가 좋아하는 작고 투명한 유리병을 사서 전기포트에 만들어 먹고 있습니다. 시중에는 다양한 '요거트 제조기'가 판매되고 있으니 검색해보시고 가능하면 집에서 만들어드세요.

《아픈 줄도 모르고 살아가는 요즘 어른을 위한 마음공부》에서 의사 김병수 작가는 정신건강에 대해 말하면서 유산균의 효능을 설명하고 있습니다. 유산균이 장을 건강하게 만들어주고, 장에서 나온 좋은 호르몬이 뇌에 아주 좋은 영향을 미친다고 합니다.

우리의 기분을 결정하는 세로토닌이라는 물질 대부분이(95%) 장에 있는 유산균에 의해 만들어진다니 놀랍지 않나요? 장을 위해서 먹었던 유산균이 몸뿐 아니라 정신건강에도 결정적인 역할을 한다니, 요거트를 꾸준히 먹어야겠습니다.

만드는 법

1. 우유 1,000mL, 플레인요구르트(마시는 요거트 같은 우윳빛 요구르트) 2병, 300mL를 섞어줍니다.
2. 따로 마련한 작은 유리병이나 요거트 제조기의 병에 나누어 담습니다.
3. 요거트 제조기 설명에 따라 세팅을 마칩니다. 전기냄비의 경우 70도 온도에 50분을 두었다가 전원을 끄고 5시간을 실온에 둔 후 냉장고에 넣습니다.

먹는 법

1. **바나나** : 잘 숙성된 바나나를 얇게 잘라 올려 먹습니다.

2. **그래놀라** : 견과류와 곡물을 통으로 구운 건강한 그래놀라와 함께 먹습니다.

3. **다양한 과일** : 블루베리, 딸기 등 과일을 잘게 잘라 올립니다.

4. **견과류** : 몸에 좋은 견과류를 함께 먹습니다.

5. **샐러드 소스** : 양상추 등 초록 잎채소에 올리면 훌륭한 소스가 됩니다.

5-11

손쉽고 다양하게
만드는 오믈렛

오믈렛은 한 끼 식사로도 충분히 괜찮은 메뉴입니다. 2020년 뉴욕에서 오믈렛을 먹어본 뒤, 바로 여러 가지 재료를 활용해서 만들기 시작했습니다. 달걀은, 다른 재료를 완벽하게 포용해서 음식의 질을 높여주는 멋진 재료입니다. 매일 다양한 재료를 번갈아 넣어가면서 나만의 오믈렛을 만들어 드세요.

4가지만 기억하면 됩니다.

1. 달걀물 2. 채소 3. 치즈(접착제 역할) 4. 반달 모양

암 킬링포인트 ▶ 방사 유정란

달걀은 방사 유정란을 추천합니다. 움직이기조차 힘들 정도로 좁은 우리에 갇혀서 자란 닭은 스트레스를 많이 받습니다. 닭을 그렇게 키운다면 사람의 몸에도 해로운 항생제나 성장호르몬을 투여했을 가능성이 높지

않을까요. 무정란보다는 좋은 환경에서 자란 닭이 낳은, 질 좋은 방사 유정란을 드세요. 맛은 개인적인 취향이라 모두 다르겠지만, 방사란은 껍질 자체가 확실히 더 단단하고, 구수하고 깔끔한 맛이 느껴집니다.

노른자에서도 누린내가 나지 않아 묘하게도, 무항생제 방사유정란만을 먹기 시작한 뒤로는 다음 달걀 먹는 시간이 기다려졌습니다. 차별화된 맛이 분명 있다는 것을 느꼈습니다. 맛이 다르다는 것은 달걀에 포함된 미네랄에 차이가 있다는 것이겠지요.

시금치 오믈렛(프리타타, 이탈리안 오믈렛)

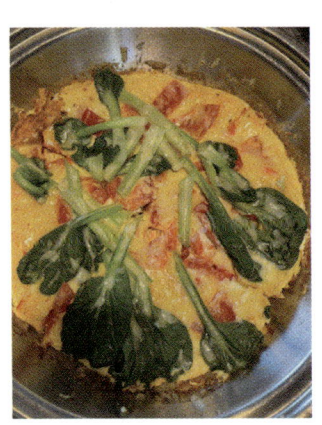 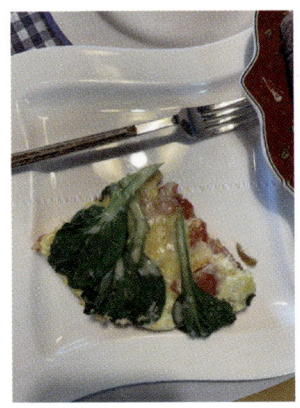

암 킬링포인트 ▶ 아침마다 천연 항암제, 천연 항우울제인 비타민D를 섭취할 수 있는 삶은 달걀을 저는 약처럼 먹습니다. 하루에 1~2개는 섭취합니다. 달걀노른자에 콜레스테롤이 많아서 안 먹는다는 분들이 계시지만, 달걀흰자와 함께 먹을 때에는 콜레스테롤은 문제 되지 않는다고 합니다. 하루 1개에 들어간 콜레스테롤양은 미미한 것이라서 달걀을 먹고 열심히 걸어 콜레스테롤을 관리합니다.

1. 올리브오일을 두르고 마늘을 볶습니다.
2. 익으면 시금치를 넣습니다. 방울토마토 반으로 잘라 올린 후 달걀물을 붓습니다.
3. 약불에서 뚜껑 덮고 5분 익힙니다. 반으로 접어도 되고, 달걀이 부풀어올라 접기 어려우면 동그랗게 피자처럼 익혀도 됩니다.

또띠아 오믈렛

1. 약불로 부친 동그란 달걀지단 위에 양송이, 토마토, 양파(원하는 재료 맘껏) 썰어서 올립니다.
2. 윗면에 또띠아를 올려주고 아래 재료들이 다 익으면 또띠아를 뒤집어줍니다.
3. 팬 위에서 돌돌 말아 익히고, 원하는 소스나 케첩을 뿌려 먹습니다.

치킨 / 버섯 / 토마토 오믈렛

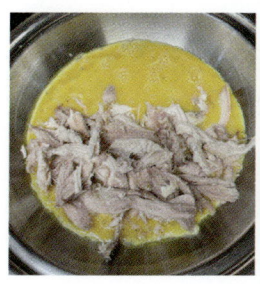 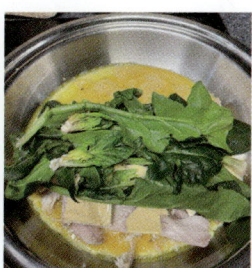 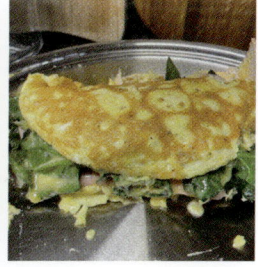

1. 치킨이나 버섯, 토마토, 양배추 등 좋아하는 재료를 넣거나, 냉장고에 남아 있는 자료들을 소진하고 싶을 때(냉장고 털이) 좋은 요리법입니다.
2. 달걀물을 붓고 원의 절반에 위 재료를 올리고 반으로 접거나, 시금치 오믈렛과 같은 방법으로 만듭니다.

오믈렛이 지겨울 땐, 오므라이스

1. 양파, 당근, 버섯 등의 채소를 잘게 잘라 볶습니다.
2. **요리 킥** : 케첩 2큰술, 굴소스 1작은술, 진간장 1작은술을 넣고 채소를 조금 더 볶습니다.
3. 밥 1공기 넣고 볶습니다.
4. 달걀 3개에 우유 2큰술을 넣은 달걀물을 동그랗게 부쳐서 절반에만 볶은 밥을 올리고, 달걀물이 익으면 반으로 접어줍니다.

5-12

데일리 반찬

건강한 연근조림

암 킬링포인트 ▶ 미네랄은 쉽게 말해, 음식을 먹었을 때 그 식재료만의 고유한 맛을 느끼게 하는 영양성분입니다. 미네랄 섭취에 가장 좋은 것은 '4장, 하루 2리터 물 마시는 법'에 있는 직접 끓인, 좋은 물을 많이 마시는 것입니다.

한 끼 비타민, 미네랄의 양

작은 접시 1접시 : 호박, 양파, 오이, 시금치, 양배추, 무
= 연근 5쪽 = 포기김치 6~7조각

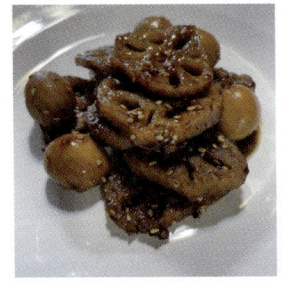
땅속에서 자란 뿌리채소에 미네랄이 풍부합니다. 연근, 우엉 같은 뿌리채소를 많이 드시고, 바닷속 해조류(김, 톳, 해초)를 많이 드시는 것도 미네랄을 통째로 먹을 수 있는 좋은 방법입니다.

그동안 다양한 방법으로 해봤지만, 이렇게 조릴 때 가장 맛이 좋았습니다. 시중에 파는 삶아서 까놓은 메추리알을 함께 넣어 조리면 훌륭한 밑반찬이 됩니다. 우엉조림도 같은 방법으로 해주세요.

* 사진은 붉은 도라지조청을 사용해서 색이 더 진합니다.

1. 껍질을 벗긴 연근 400g(중간크기 1뿌리 정도)을 0.5cm 두께로 일정하게 썹니다.
2. 요리 킥 : 썰어둔 연구에 물엿 5순가락을 넣고, 골고루 소불조불 버무려 지퍼락에 넣고, 냉장고에 1시간 넣어둡니다.
3. 냉장고에서 꺼내면 물이 가득 고여 있는데 물을 모두 따라내고, 연근만 건져 웍에 넣습니다.
4. 조청 5큰술, 진간장 3큰술, 올리브오일 2큰술, 참치액 1큰술, 매실청 1큰술, 물 한 컵 넣어 중불에서 10분 조립니다.
5. 삶아서 껍질을 벗긴 메추리알을 넣고 20분 더 조립니다. 불 끄고 참기름, 깨로 마무리합니다.

입맛 없을 때 황태채 / 오징어채 무침

1. 황태채, 오징어채는 가위로 듬성듬성 자릅니다. 커다란 볼에 넣습니다.

    요리 킥 : 참기름(마요네즈는 선택사항) 두 바퀴 둘러 조물조물 마사지해둡니다. 부드럽게 만드는 과정입니다.

2. 웍에 고추장 2큰술, 요리엿 2큰술, 고춧가루 1큰술, 다진 마늘 1큰술, 설탕 1큰술, 맛술 1큰술, 진간장 ½큰술을 웍에 넣습니다.

3. 중간 불에서 재료들이 섞일 수 있도록 쉬지 않고 저어줍니다. 요리 킥 : 2분 정도 끓인 뒤 불을 끄고, 참기름 2큰술을 넣습니다.

4. 양념이 미지근하게 식을 때까지 놔뒀다가 황태채, 진미채를 넣고 젓가락으로 버무립니다.

매콤 멸치볶음

1. 멸치를 약불에 바삭하게 볶습니다.

2. 진간장(블랙소스) 2큰술, 요리엿 2큰술, 고추장 2큰술, 고춧가루 1큰술, 설탕 1큰술, 다진 마늘 1큰술, 맛술 2큰술, 들기름 1큰술을 넣고 끓입니다.

3. 양념이 끓기 시작하면 약불로 줄이고 멸치 넣습니다. 요리 킥 : 꽈리고추를 넣고 빨리 볶아냅니다. 그래야 아삭한 식감이 살아납니다.

4. 볶은 후 참기름, 통깨를 넣고 식힙니다.

마늘쫑 멸치볶음

먼저 마늘쫑을 양념해서 볶은 후에 멸치를 넣고 볶습니다.

1. 마늘쫑 1단은 5cm 길이로 잘라 포도씨유 두른 팬에 넣고 중강불에 볶습니다. 볶으면서 물 50mL 넣고, 조청 1큰술, 멸치액젓 1작은술, 진간장 1작은술, 맛간장 1작은술을 넣고 볶습니다.
2. 마늘쫑에 간이 배어들면 멸치를 같이 넣고 볶습니다.
3. 마늘쫑 볶음의 양념이 멸치에 스며들기 때문에 별도의 멸치양념을 하지 않고, 멸치 자체가 짜기 때문에 간은 조절해서 짜지 않게 합니다.

마늘종 / 잣·호두 멸치볶음

1. 미니 웍을 예열한 뒤 약불로 낮춰 잔멸치 150g을 볶아서 덜어냅니다.
2. 잣, 호두, 아몬드는 강한 불에서 바삭하게 볶습니다.
3. 올리브오일 3큰술, 설탕 1큰술, 물엿 2큰술, 진간장 1작은술, 생강 1작은술을 넣고 젓지 않고 끓입니다. 멸치와 견과류를 넣고 뒤적인 후 참기름, 통깨를 넣고 마무리합니다.

당면은 거의 없는 잡채

잡채의 당면은 탄수화물로 당이 높으니 주로 고기와 다양한 채소 위주로 섭취합니다. 특히, 당근을 많이 넣어 비타민A를 듬뿍 섭취하도록 합니다. **암 킬링포인트** ▶ 비타민A 카로틴은 당근에 많이 들어 있고, 항산화 작용이 뛰어나 장기의 세포들을 튼튼하게 해줍니다. 발암 성분이 상피세포로 침투하는 것을 막아주는 기특한 비타민입니다.

1. 소고기, 표고버섯을 넣을 경우 진간장 1큰술, 청주 1큰술, 참기름 1큰술, 설탕 조금을 넣어서 밑간해둡니다.
2. 버섯, 당근, 양파, 파프리카, 어묵을 잘라 섞어둡니다.
3. 1시간 불린 당면에 참기름을 조금 넣어 비벼줍니다.
4. 팬에 재료를 넣어 볶다가 블랙소스(또는 맛간장) 1큰술, 진간장 1큰술, 올리고당 ½큰술, 청주 ½큰술, 설탕 ½큰술, 마늘, 후추 조금 넣은 양념에 버무려 볶아줍니다.

요리 킥 : 시금치나 부추는 너무 빨리 넣을 경우 흐물흐물해질 수 있으니 마지막에 넣고 뒤적여줍니다.

파래무침

암 킬링포인트 ▶ 미네랄이 부족하면 몸이 붓기 쉽고, 중년 이후에는 '부기가 살이 된다'라는 이야기가 있습니다. 부기를 그대로 내버려두면 독성물질이 달라붙어서 그대로 단단하게 굳어지는 것입니다. 나이가 들수록 독성이 단단하게 우리 몸에 붙어 있으려고 하니 미네랄이 풍부한 파래, 김, 해초, 매생이 등을 많이 드셔서 해독해야 합니다.

1. 파래 200g을 소금을 푼 물에 넣고 흔들어 씻습니다. 끓는 물(정수기 뜨거운 물)을 부어준 뒤, 두세 번 헹궈 꼭 짭니다.
2. 무 100g에 소금 1작은술, 식초 1작은술, 설탕 2작은술을 넣고, 30분 절입니다.

3. 진간장 1큰술, 설탕 1큰술, 까나리액젓 ⅔큰술, 식초 2작은술, 레몬즙 2작은술, 다진 마늘 ½작은술, 파, 참기름을 조금 넣고 버무립니다.

김무침
1. 김 10장을 포도씨유를 발라 앞뒤로 구운 뒤 투명비닐에 담아 손으로 주물거려서 잘게 만든다.
2. 냄비에 맛간장 2큰술, 조청 1큰술, 맛술 1작은술, 다진 풋고추 1작은술, 파 1대 다져 넣고 살짝 끓입니다.
3. 냄비에 김을 넣고 빨리 볶고 식기 전에 깨를 뿌립니다.

검은콩 조림
1. 서리태 1컵을 생수에 4시간 불립니다. 불린 콩에 물 4컵을 넣고 물이 반으로 줄어들 때까지 끓입니다.
2. 양념(진간장:국간장:참치액을 2:2:2 비율로 넣은 장, 설탕 2큰술, 요리엿 1큰술)을 넣고 섞은 뒤 뚜껑을 덮고, 약불에서 20분간 조립니다. 참기름, 통깨를 넣습니다.

견과류 조림
1. 호두 50g, 캐슈너트 50g, 물에 넣고 10분간 끓인 뒤 헹궈낸 생땅콩(볶은 땅콩은 안 됨) 20g, 아몬드 20g을 준비합니다.
2. 냄비에 진간장 1큰술, 화이트와인 1큰술, 꿀 2큰술, 조청 ½큰술을 넣고 중불에 조립니다.

3. 약불로 줄여서 15~20분 더 조립니다.

메추리알, 달걀, 꽈리고추 장조림

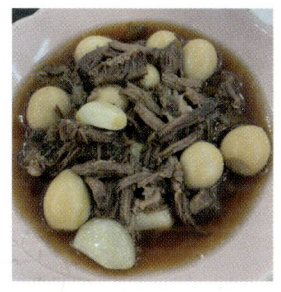

1. 소고기 1근 600g을 찬물에 30분 담가 핏물을 뺀다.
2. 냄비에 물 4컵, 맛술 100mL을 넣고 끓으면 소고기를 넣고, 끓으면 약불로 줄입니다.

요리 킥 : 약불로 줄이지 않으면 질겨집니다.

3. 물이 반 정도 줄어들 때까지 뚜껑을 열고 끓입니다.
4. 진간장 10큰술, 물엿 4큰술, 설탕 2큰술, 양파 반 개, 건표고버섯 3개, 다시마 1개, 후추 조금을 넣고 끓어오르면 약불로 줄여 40분 조립니다.
5. 양파 반 개, 꽈리고추 5개 넣고 남은 양념을 조리듯 익힙니다. 통깨, 참기름을 조금 넣습니다.

양파 장아찌

1. 양파 1kg은 깍두기 크기로 자르거나 채 썹니다. 셀러리 3대는 어슷하게 썹니다. 매콤한 맛을 좋아하면 청양고추를 1개 썰어 유리병에 넣어둡니다.
2. 물 1컵, 진간장 ¾큰술, 식초 ½컵, 설탕 ½컵을 끓입니다.
3. 끓인 물이 뜨거울 때 1.의 유리병에 부은 뒤 뚜껑을 닫고 실온에 하루 둡니다.
4. 냉장고에 보관하고 먹습니다.

방울토마토 피클

방울토마토를 건져서 피클처럼 먹고, 남은 양파, 파프리카는 체에 건져서 샐러드에 토핑처럼 올려서 먹습니다. 새콤달콤한 맛이 소스가 따로 필요하지 않습니다.

1. 방울토마토는 꼭지를 제거하고 십자 모양으로 칼집을 내 뜨거운 물에 5초 담근 후 꺼내서, 껍질을 벗깁니다.
2. 냄비에 물 2컵, 반으로 자른 레몬, 올리브오일 2큰술, 화이트발사믹비니거(식초) 2큰술, 설탕 1큰술, 꿀 1작은술, 소금 1작은술을 섞은 후 끓입니다. 파프리카를 넣고 물의 양이 ⅔로 줄어들 때까지 끓입니다.
3. 방울토마토를 넣고 5분 동안 끓인 뒤 식힌다. 냉장고에서 차갑게 식힌 후 먹습니다.

2-1. 위 과정이 번거로우면 올리브오일 2큰술, 화이트발사믹비니거(식초) 2큰술, 설탕 1큰술, 꿀 1작은술, 소금 1작은술에 방울토마토를 넣고 버무립니다. 다진 양파, 다진 피망, 파인애플 등이 있으면 함께 넣습니다. 냉장고에 보관합니다.

미나리 나물

1. 미나리는 끓는 물에 소금을 넣고 살짝 데친 뒤 헹구고, 20분 정도 물에 담가 둡니다.
2. 물기를 짜고 먹기 좋은 길이로 잘라 다진 마늘 ½큰술, 진간장 ⅕작은술, 올리고당 ½큰술, 참기름 ½큰술을 넣고 버무립니다.

고사리 나물

암 킬링포인트 ▶ 몸에 좋은 기름 세 가지는 들기름, 올리브오일, 견과류입니다. 그중 들기름을 사용한 고사리나물을 자주 해먹습니다.

1. 자기 전 마른 고사리를 물에 담가뒀다가, 다음날 점심쯤 1시간 동안 삶습니다. 예시가 이렇고 먹어봐서 뭉근히 익을 정도로 삶으면 됩니다.
2. 고사리 500g을 양념(다진 마늘 2큰술, 국간장:액젓:참치액을 1:1:1로 넣은 장 2큰술, 들기름 2큰술, 후추 조금)에 넣고 무쳐줍니다.
3. 2.를 강불에 충분히 볶은 뒤 멸치육수를 넣고 뚜껑을 닫아 중불로 끓여줍니다.
4. 홍고추 1개를 어슷하게 썰고 대파 1대를 썰어 넣고 한 번 더 끓인 후, 들깨가루 50g을 넣어 마무리합니다.

간단 애호박볶음

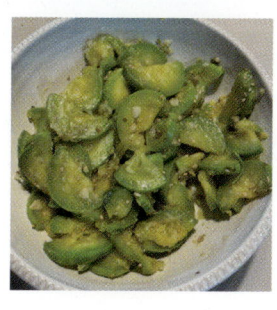

1. 애호박 1개를 반으로 자른 뒤 반달 모양으로 썰고, 양파 반 개는 채 썹니다.
2. 다진 마늘 1큰술을 볶다가 마늘이 하얗게 익으면, 애호박, 새우젓을 넣고 강불에서 볶다가 중불에서 익힙니다.
3. 새우젓 대신 간장 양념(국간장, 참치액, 까나리액젓 1:1:1로 섞은 양념장)을 넣고 볶아도 맛있습니다.

파프리카/양파/부추/도토리묵/오이(어떤 재료라도 좋은) 무침

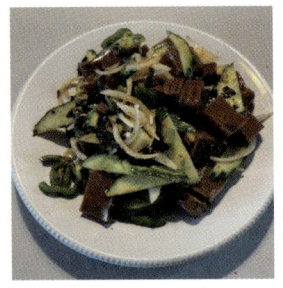

1. 오이 1~2개는 도톰하게 썰어 소금에 10분 정도 잠시 절여둔 후 물기를 뺍니다.
2. 양파, 부추, 파프리카를 썰어둡니다.
3. 고춧가루 4큰술, 액젓 2큰술, 매실청 2큰술, 설탕 1큰술, 다진 마늘 1큰술, 식초 1큰술, 참기름 1큰술, 깨소금 조금을 넣은 양념과 오이, 2의 채소를 함께 버무립니다(양념은 취향에 따라 가감합니다).
4. 도토리묵을 끓여 식힌 후 잘라 넣습니다.

마늘 소고기 꼬치

1. 마늘은 삶고, 굴은 살짝 데칩니다. 소고기는 소금, 후추로 밑간해둡니다.
2. 표고버섯은 들기름, 맛간장에 살짝 조리듯 볶습니다.
3. 꽈리고추는 마늘 길이로 자릅니다.
4. 모든 재료를 꼬치에 끼워 팬에 굽습니다. 타지 않고 쉽게 익히려면 밀가루를 발라, 달걀물을 입혀서 굽습니다.

5-13

맛있게! 빠르게!
한 그릇 음식

연근버섯밥 / 굴국밥 / 매생이 굴떡국 – 탄수화물에 대해서

암 킬링포인트 ▶ 몸에 **탄수화물이 부족하면 짜증이 나고, 불안을 느끼기 쉽습니다.** 뇌의 유일한 에너지원은 포도당이고, 이는 탄수화물을 통해 섭취할 수 있기 때문입니다. 아침 식사 때에도 소량이라도 꼭 탄수화물을 챙겨드세요. **뇌뿐 아니라 기력이 떨어지면서 스트레스를 막아주던 심리적인 방어막까지 무너지는 느낌을 받기도 합니다. 극심한 다이어트 후 또는 다이어트약을 복용한 후 우울증이 찾아오는 것은 이런 이유 때문입니다.**

뇌는 탄수화물을 연료로 움직이는 기관입니다. 그래서, 밥의 양을 갑자기 줄이게 되면 뇌는 몸에 탄수화물이 지나치게 부족하게 들어왔다고 인식하고 빠르게 떨어지는 당을 보충하기 위해서 몸에 명령을 내립니다. 눈에 보이는 빵, 과자, 떡볶이를 가리지 말고 그냥 무조건 입에 넣으라고요.

혈당을 팍 올려주는 이런 음식들로 순간적으로 기분을 좋게 만들려고 하는 것이지요. 먹고 나면 후회만 남습니다. **당을 높이는 음식이 들어오지 않으면 몸은 근육에서 탄수화물을 빼내기 시작합니다.** 앞서 운동 파트에서 근육이 얼마나 중요한지 말씀드렸는데요, 근육을 빼앗기지 않기 위해서라도 적정한 탄수화물 섭취는 반드시 필요해보입니다.

따라서 배고픔이 느껴지지 않도록 몸이 필요로 하는 잡곡밥 반 공기 정도는 꼭 드시기 바랍니다. 밥 대신 단호박, 고구마, 감자 등의 탄수화물을 섭취해도 좋고요. 밥을 먹지 않아 배가 고픈 상태에서 마구잡이로 먹게 되는 음식을 우리는 조심해야 합니다.

연근 버섯밥

1. 냄비에 참기름을 두른 후 불린 쌀을 볶아줍니다. 국간장 1큰술을 넣고 볶다가 물을 넣습니다.
2. 연근은 얇게 잘라 다시 4등분합니다. 연근, 생표고버섯, 양송이버섯을 넣은 후 밥을 짓습니다.
3. 양념장(블랙소스 2큰술, 들기름 1큰술, 다진 파, 다진 마늘, 고춧가루 조금)에 비벼 먹습니다.

매생이굴(떡)국

암 킬링포인트 ▶ 매생이와 굴이 만난 겨울철 보약 같은 음식입니다. 매생이는 몸속 노폐물을 제거해주는 데 탁월한 효과가 있고, 굴은 에너지를 채워줍니다.

1. 소금을 푼 물에 굴을 살살 흔들어서 씻으며 붙어 있는 껍질을 제거합니다.
2. 냄비에 매생이 한 덩어리와 맛술(청주)을 넣고 볶다가 참기름을 넣어 볶습니다.
3. 물을 붓고 국간장 1큰술, 참치액 1큰술, 다진 대파, 다진 마늘을 조금 넣습니다.
4. 굴을 넣고 익을 때까지 끓입니다.

굴국밥

1. 물에 불린 미역, 콩나물, 부추를 넣고 끓입니다.
2. 마지막에 굴을 넣고, 다진 마늘 1큰술, 국간장 1큰술을 넣고 밥을 넣고 끓입니다.

전복구이 도시락

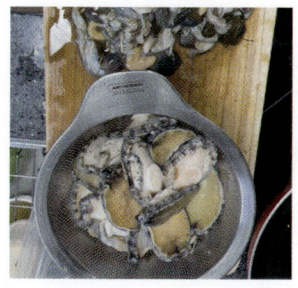
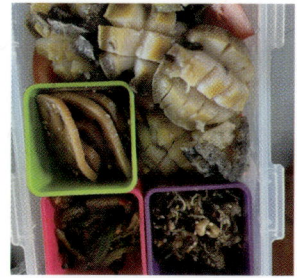

육류로 싸는 도시락이 물릴 때, 전복구이를 준비해 공기 좋은 곳으로 걷기 운동하러 갑니다. 전복은 칼집을 넣어, 올리브오일에 마늘과 함께 볶습니다. 토마토를 함께 볶으면 적절한 육즙이 섞여 맛있고, 약간의 버터를 추가하면 풍미가 배가됩니다. 하지만 콜레스테롤 수치를 조심해야 한다면 버터는 되도록 사용하지 않습니다.

전복죽

부드럽고, 영양 많은 전복죽은 시간의 여유가 있을 때 즐겨 만들어 먹습니다. 환자식으로 먹고 싶을 때는 물의 양을 더 늘립니다.

1. 찹쌀 1컵을 불립니다. 물기를 빼고, 전복 큰 것 2미의 내장을 넣어 주물러 섞어둡니다.
2. 팬에 참기름 2큰술을 넣고, 내장에 비빈 불린 찹쌀을 볶습니다.
3. 쌀이 투명해지면 멸치육수 6컵을 넣습니다.
4. 끓으면 중불로 줄여 20~30분 끓입니다.

요리 킥 : 쌀이 다 퍼지면 마지막에 전복 살을 넣고 살짝 끓입니다. 오래 끓이면 질겨집니다. 까나리액젓 1큰술을 추가합니다.

파스타

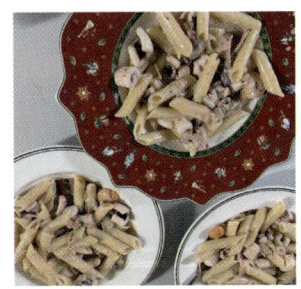

파스타의 주재료인 듀럼밀은 일반적인 밀가루와는 달리, 단백질이나 식이섬유가 풍부하고, 소화가 천천히 이루어져서 포만감을 증가시킵니다. 혈당을 올리는 속도가 콩이나 보리 수준으로 낮아서 당수치를 관리하는 분들도 부담 없이 먹을 수 있는 재료입니다. 스파게티 면을 살 때 어떤 듀럼밀을 사용했는지 제품 설명을 보고 선택해주세요.

두유 시금치 파스타

1. 시금치 페스토를 만듭니다. 생시금치 300g, 견과류 100g, 다진 마늘 2작은 술, 소금 1작은술, 올리브오일 1컵 반을 블렌더로 갈아줍니다(원할 경우 마지막에 파마산치즈가루를 1컵 넣습니다).
2. 올리브오일에 마늘(5개 이상)을 편으로 썰어 볶습니다.
3. 양파, 호박, 버섯을 썰어 넣고, 두유를 1팩 넣습니다.
4. 살짝 끓인 후 시금치 페스토를 취향껏 넣고 소금, 후추로 간합니다.
5. 듀럼밀 스파게티 면을 삶아서 소스에 버무립니다.
6. 방울토마토 몇 개, 구운 새우 몇 마리를 반으로 잘라 올립니다.

알리오올리오 스파게티

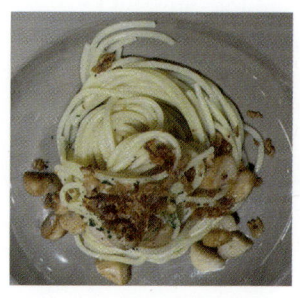

1. 끓는 물에 스파게티 면을 넣고, 설명서에 적힌 시간만큼 익힙니다(보통 10분 전후). 지방의 섭취를 줄이고 싶다면 올리브오일를 넣지 않고, 맛있게 먹고 싶다면 올리브오일 1큰술, 소금 조금을 넣고 삶습니다.
2. 팬에 올리브오일를 두르고, 먹고 싶은 양만큼 마늘을 편으로 썰어서 넣고 익힙니다. 넉넉히 넣으면 더 맛있습니다. 살짝 매운맛을 원하면 페페론치노(작은 말린 고추)를 부숴 넣습니다.
3. 2.에 삶은 면을 넣고, 소금, 후추를 조금 넣은 후 볶습니다.
4. 볶은 양파, 타임가루(허브) 등을 올립니다.

병아리콩 두유

병아리콩은 중성지방, 나쁜 콜레스테롤을 없애주는 기능이 동물실험으로 입증된 식품입니다. 칼슘이 많아 천연 칼슘제이며, 이소플라본이 많아 여성 암에 좋은 파이토케미컬과 에스트로겐이 많습니다. 이집트에서 수입되는데 10시간을 불려도 크기가 그대로이면 안 좋은 콩입니다.

1. 500g짜리를 사 10시간~12시간 불린 후, 넉넉한 물에 40분 푹 삶습니다. 몽글몽글 익으면 끝. 삶은 물은 두유 육수로 사용합니다. 2컵씩 팩에 넣어 냉동 보관합니다.
2. 방법 : 다음 재료를 믹서기에 넣고 갈아줍니다. 삶은 병아리콩 2컵, 견과류 1컵(지방이 많은 땅콩을 제외하고 아몬드, 캐슈너트 등, 좋아하는 견과류), 정수 물 4컵, 간은 입맛에 맞게(아가베시럽 1큰술, 소금 1작은술) 합니다.

병아리콩 비트 수프

해독 수프로 수술 전뿐만 아니라 컨디션이 안 좋을 때 효과가 좋습니다. 간 해독을 위해서도 좋습니다. 감자, 고구마, 비트는 물에 담가서 흙을 빼고 닦아서 껍질째 사용합니다.

1. 병아리콩 130g을 12시간 불립니다.
2. 비트 140g, 양파 100g, 고구마 180g을 껍질째 사용(껍질에 소화효소 많음), 물 800mL~1L(자작하게 잠길 정도) 넣고 중불에서 50분 정도 끓인 후 믹서기로 갈아줍니다.

브로콜리 감자 수프

1. 마늘 5쪽, 양파 1개, 브로콜리 1개, 감자 1개 잘라서 볶다가 우유 800mL를 넣고 끓입니다.
2. 핸드블렌더로 갈아서 생크림으로 농도를 맞춥니다.
3. 소금 또는 치킨스톡으로 간을 맞추고 치즈를 넣습니다.

양송이버섯 수프

1. 양송이 200g, 감자 1개, 양파 1개를 채를 썬 뒤 볶습니다.
2. 우유 2컵 붓고 끓이다가 중불에서 15분 더 익힙니다.
3. 블렌더로 갈고 생크림 ½컵, 소금, 후추를 조금 넣고 끓입니다.

단호박 수프

1. 냄비에 버터를 아주 조금 넣고 녹이다가 양파를 넣고 볶습니다.
2. 단호박 한 통(400g)을 껍질째 잘게 잘라 같이 볶다가, 물, 두유 또는 우유, 생크림을 넣고 끓여줍니다.
3. 호박이 익으면, 믹서기에 갈아줍니다. 고구마, 밤, 잣 스프도 같은 방법으로 만듭니다.

당근 수프

1. 당근, 단호박, 양파를 얇게 썰어서 팬에 올리브오일을 두르고 볶습니다. 단맛을 내기 위해 양파를 먼저 넣어 볶다가 당근, 단호박을 넣어줍니다.
2. 코코넛밀크(없으면 두유와 물을 넣습니다), 월계수 잎을 넣고 은근히 끓입니다.
3. 당근, 단호박이 물러지면 믹서기에 갈아서 간합니다.

5-14

김치, 라면만큼 쉬워요!
계량만 따라 하면 성공!

제가 입원했던 요양병원에는 김치명인이 상주하고 있었고, 백목이버섯을 넣은 물김치는 환우들에게 따로 판매를 할 정도로 인기가 높았습니다. 그만큼 김치는 암 킬링포인트 ▶ 암환우들의 면역력을 높이는 데 중요한 음식입니다. 유산균이 풍부해서 장에 좋고, 섬유질과 비타민은 항산화 작용에 도움을 줍니다. 맵거나 짜지 않게 적정량을 끼니마다 조금씩 섭취해 주세요.

깻잎 김치

1. 깻잎 20~30장을 물에 씻어 물기를 털어주고, 양파와 당근 반 줌을 채를 써세요.
2. 깻잎을 3~4장씩 한 묶음으로 잡아 냄비에 부채 펼치듯 돌아가며 깔아줍니다.

3. 양념장(간장 1큰술, 참치액 ½큰술, 매실청 1큰술(생략 가능), 설탕 1작은술, 다진 양파 1큰술, 다진마늘½작은술, 고춧가루 1큰술, 물 1큰술)을 만들어 깻잎 위에 바릅니다.
4. 냄비를 1분 정도 강불에 끓인 후 아주 약불로 줄여 2~3분 더 쪄주세요.

깍두기

1. 무 1개는 깨끗이 씻어서 2cm 정육각형 모양으로 깍둑썰기한 뒤, 굵은 소금 3큰술을 뿌려 30분 동안 절여주세요. 절인 무는 씻지 않고 소쿠리에 받쳐 물기를 뺍니다.
2. 미나리 3대, 쪽파 5대는 3cm 길이로 써세요.
3. 양념(고춧가루 3큰술, 까나리액젓 1큰술, 설탕 1큰술, 물엿 1큰술, 마늘 1큰술, 생강 1작은술, 새우젓 1작은 술) 만들어 절인 무를 넣고 버무립니다.
4. 마지막에 미나리와 쪽파를 넣고 다시 섞어주세요.

나박김치 (여름 물김치)

1. 무 1개는 2cm 크기로 납작하게 썰고, 알배추 1통은 무와 같은 크기로 썰어 둡니다. 당근 1개를 무와 같은 크기로 썰어주세요. 굵은 소금 3큰술, 액젓 2큰술, 식초 1큰술, 설탕 2큰술을 넣고 1시간 동안 절여둡니다.
2. 미나리 5대, 쪽파 5대는 3cm 길이로 잘라주고, 홍고추 3개는 어슷하게 썰어둡니다.
3. 양념으로 다진 마늘 1큰술, 배 1개(없으면 양파 1개), 생강은 엄지손가락 반 만한 크기 1개를 믹서기에 넣고 갈아줍니다.
4. 물 10컵에 3번을 거름망에 받쳐서 양념이 물에 섞이도록 합니다. 고춧가루

3큰술은 위의 양념과 섞지 않게 따로 거름망에 걸러서 물이 붉은색으로 바뀌게 합니다.
5. 4.의 양념에 무, 배추에 미나리, 쪽파, 홍고추를 넣고 실온에 하루 두었다가 익으면 냉장고에 넣고 먹습니다.

배추겉절이

1. 알배추 1kg을 어슷하게 썬 뒤, 물 1컵에 천일염(굵은 소금) 5큰술 넣고 녹인 물에 절입니다.
2. 절인 배추를 1시간 뒤 물에 두세 번 씻어서 물기가 빠지도록 10분 정도 체에 받쳐두고 양념을 준비합니다.
3. 멸치액젓 2큰술, 새우젓, 다진 마늘 2큰술, 다진 생강 1큰술, 물엿 2큰술, 설탕 1큰술, 양파 1개, 배 반 개를 갈아서 거름망에 받쳐 국물만 넣어줍니다.
4. 3.에 고춧가루 10큰술을 저어가며 섞어서 불립니다.
5. 쪽파 반 단, 부추 반 단을 5cm 길이로 잘라 배추에 넣고, 양념을 넣은 뒤 버무려줍니다.

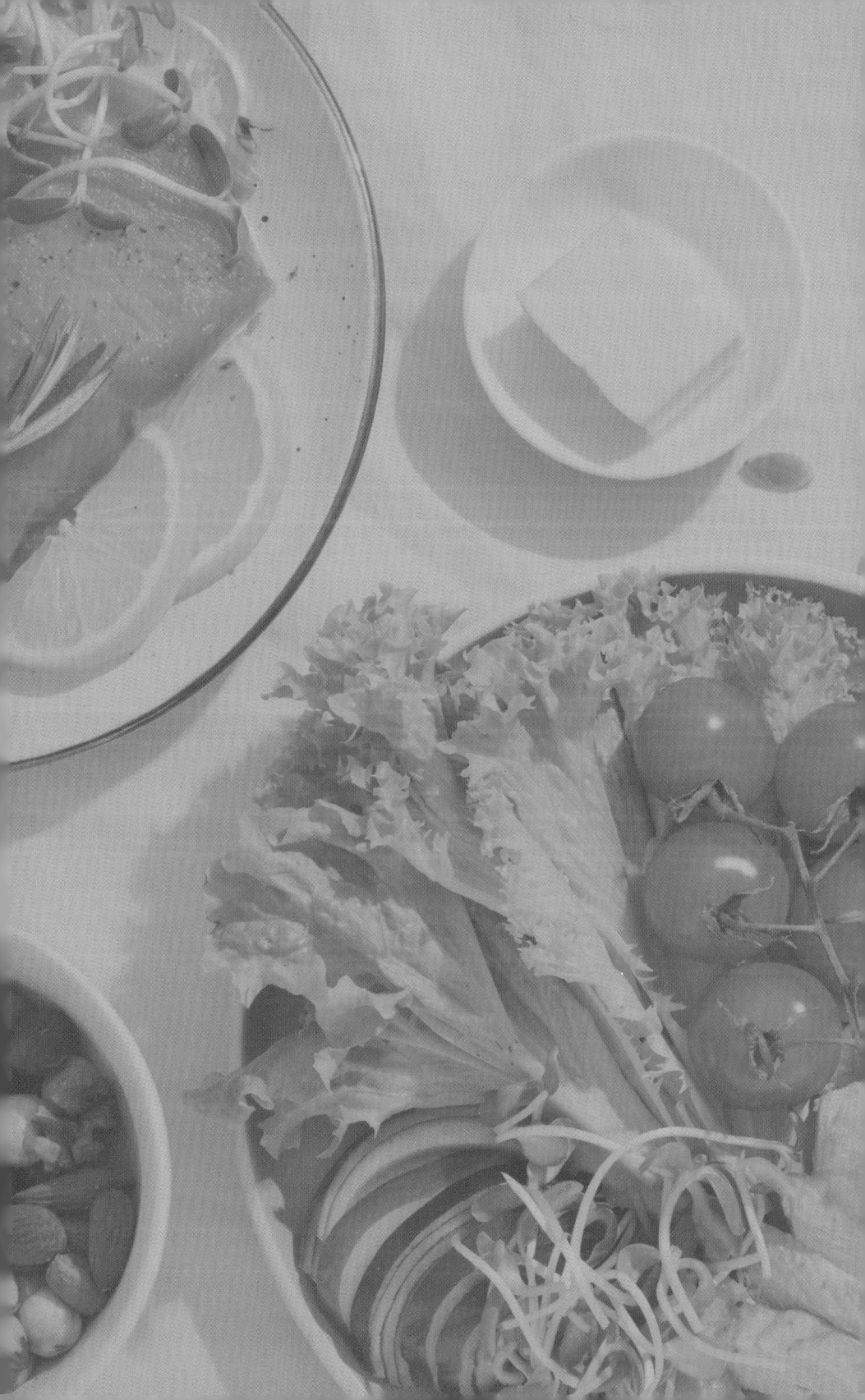

매일매일 암과 멀어지는 힐링 푸드, 근력 운동

제1판 1쇄 2025년 4월 25일
제1판 2쇄 2025년 8월 20일

지은이   오유경
펴낸이   한성주
펴낸곳   ㈜두드림미디어
책임편집 이향선
디자인   얼앤똘비악(earl_tolbiac@naver.com)

㈜두드림미디어
등록   2015년 3월 25일(제2022-000009호)
주소   서울시 강서구 공항대로 219, 620호, 621호
전화   02)333-3577
팩스   02)6455-3477
이메일 dodreamedia@naver.com(원고 투고 및 출판 관련 문의)
카페   https://cafe.naver.com/dodreamedia

ISBN   979-11-94223-62-7 (13510)

책 내용에 관한 궁금증은 표지 앞날개에 있는 저자의 이메일이나
저자의 각종 SNS 연락처로 문의해주시길 바랍니다.

책값은 뒤표지에 있습니다.
파본은 구입하신 서점에서 교환해드립니다.